Christopher Markert

Ohne Brille besser leben

Christopher Markert

Ohne Brille besser leben

Korrektur von Sehfehlern durch modernes Augentraining

BAUER
Verlag Hermann Bauer
Freiburg im Breisgau

Die Deutsche Bibliothek – CIP-Einheitsaufnahme

Markert, Christopher:
Ohne Brille besser leben : Korrektur von Sehfehlern
durch modernes Augentraining / Christopher Markert. –
6. Aufl. – Freiburg im Breisgau : Bauer, 1995
ISBN 3-7626-0260-3

Mit 23 Zeichnungen und zahlreichen Tabellen

6. Auflage 1995
ISBN 3-7626-0260-3

Druck und Bindung: Ebner Ulm
Printed in Germany

Gedruckt auf chlorfrei gebleichtem Papier

Inhalt

Erster Teil

Gut sehen, gut aussehen, sich wohlfühlen

Was dieses Buch für Sie tun kann

Ebenso wie andere Menschen möchten auch Sie gesund und voller Vitalität sein. Sie wünschen sich ein sinnvolles und farbenfreudiges Leben, und Sie möchten klar denken und sehen können. Außerdem möchten Sie sicher auch gesund aussehen.

Dies sind genau die Eigenschaften, die wir oft an Kindern bewundern. Aber wenn wir älter werden, scheinen wir sie langsam zu verlieren. Dieser Vorgang kann ziemlich früh beginnen, und vielleicht haben Sie schon einige Symptome an sich selbst festgestellt. Fühlen Sie sich vorwiegend noch gesund und munter, genießen Sie normalerweise das tägliche Leben, ist Ihr Körper noch geschmeidig, sehen Sie noch so gut wie früher?

Es hat sich herausgestellt, daß die meisten jungen Männer heute nicht mehr die körperlichen und geistigen Prüfungen bestehen könnten, die am Anfang des Jahrhunderts noch von allen Rekruten als selbstverständlich hingenommen wurden. Andere Statistiken aus industriellen Ländern zeigen, daß ungefähr zwanzig Prozent der Kinder bei Schulantritt irgendwelche Sehfehler haben. Wenn sie jedoch die Schule verlassen, hat sich dieser Prozentsatz auf etwa achtzig erhöht. Ist es »normal«, im Alter von achtzehn Jahren mangelhaft zu sehen? Primitive, unter natürlichen Bedingungen lebende Völker sind für ihr scharfes Sehvermögen bekannt, das sie gewöhnlich auch bis ins hohe Alter behalten. In den USA dagegen tragen 52% der Bevölkerung Brillen oder Kontaktlinsen, und man erwartet eine stetige Zunahme dieses Anteils in den kommenden Jahren. Davon abgesehen werden von den restlichen 48% die meisten im vorgerückten Alter auch Brillen tragen. In der Bundesrepublik Deutschland ist es nicht viel besser: etwa zwanzig Millionen Menschen tragen Brillen, und weitere zwei Millionen benutzen Kontaktlinsen. In der Zeit von 1960 bis 1980 hat sich die Zahl der Ärzte in der Bundesrepublik fast verdoppelt und die Krankenkassenausgaben wuchsen sogar auf das Achtfache (!). Trotz des steigenden Aufwandes wird eine Verschlechterung des Gesundheitszustandes der Bevölkerung beobachtet. Zivilisationskrankheiten wie Arterienverkalkung und Schlaganfälle (Herzinfarkte) waren früher als Alterskrankheiten bekannt. Jetzt findet man sie auch immer mehr unter Jugendlichen.

Dies sind nur einige Beispiele unter vielen. Sie dienen uns als Warnsignale. Sie zeigen uns, daß mit unserer modernen Lebensweise und unserer Auffassung von der Gesundheit etwas nicht stimmt.

Es gibt jedoch eine Alternative, und viele Menschen haben sie schon entdeckt. Andere haben das Geheimnis nie aus dem Auge verloren. Jeder, der wirklich seinen Zustand verbessern möchte, kann dies auch tun. Er (oder sie) muß sich nur die nötige Einsicht und Erfahrung aneignen.

Das vorliegende Buch enthält ein »Paket« praktischer Anweisungen, die leicht zu verstehen und anzuwenden sind. Es kann Ihnen helfen, Ihr physisches und psychisches Sehvermögen zu verbessern. Gleichzeitig kann es Ihre Fähigkeit vergrößern, klar zu denken und ein gesünderes und freudigeres Leben zu genießen. Auf fast allen Lebensgebieten kann dieses Wissen Ihnen helfen, Ihre Energien besser zu nutzen und die Tür zu einer besseren Zukunft zu öffnen.

Dies mag Ihnen jetzt vielleicht als eine Übertreibung erscheinen. Aber sobald Sie das Buch fertig gelesen und die einfachen Anweisungen befolgt haben, werden Sie Ihren verbesserten Zustand als selbstverständlich hinnehmen. Sie werden sich dann wahrscheinlich sagen: »Ich wünschte, ich hätte dies alles schon früher entdeckt.«

Sie können von der hier beschriebenen Methode unter anderem folgendes erwarten:

Es fällt Ihnen leichter, sich geistig und körperlich zu entspannen und mit dem Streß des täglichen Lebens fertig zu werden. Anstatt sich über die Zukunft oder die Vergangenheit zu sorgen, machen Sie aus der Gegenwart das Beste. Zusammenhänge werden klar; der Weg durch verwirrende Umstände ebnet sich. Ihr Gedächtnis und Ihre geistige Vorstellungskraft verbessern sich.

Starre Einstellungen, Vorurteile und unterbewußte Verkrampfungen beginnen sich aufzulösen, sobald der Geist-Körper es lernt, reibungsloser und freudiger zu funktionieren. Falls Ihre Augen nicht normal sehen, können Sie langsam Ihre Abhängigkeit von lästigen Brillen oder Kontaktlinsen verringern. In vielen Fällen werden künstliche Linsen bald überhaupt nicht mehr benötigt. Falls Ihre Augen jetzt in gutem Zustand sind, können Sie dafür sorgen, daß dies auch in der Zukunft so bleibt.

Kopfschmerzen und andere Schmerzen werden seltener auftreten oder ganz verschwinden. Sobald Sie ein besseres geistiges Gleichgewicht gefunden haben, verbessert sich auch Ihre körperliche Haltung, und Sie bewegen sich auf ausgeglichenere Weise. Sie atmen gleichmäßiger und tiefer. Gleichzeitig entwickeln Sie ein Gefühl dafür, welche Arten von Nahrung Ihnen am besten bekommen und welche Lebens- und Genußmittel Ihrem Wohlbefinden und Ihrer Sehkraft schaden. Sie verstehen besser als bisher Ihren Körper und dessen Fähigkeit, sich selbst zu heilen, und Sie verlassen sich weniger auf Medikamente, Hilfsmittel (wie Brillen) und Operationen, die unerwünschte Nebenwirkungen haben könnten. Es fällt Ihnen auch leichter, Ihr Gewicht zu kontrollieren.

Sie entdecken, daß Sie aus Ihren Augen Ihren jeweiligen gesundheitlichen und geistigen Zustand ablesen können und daß Ihre Augen Ihnen daher als Wegweiser dienen können. Dieses Wissen erlaubt es Ihnen auch, den Zustand anderer aus deren Augen abzulesen.

Zuletzt sei noch erwähnt, daß die hier beschriebenen Methoden es Ihnen ermöglichen, im täglichen Leben mit weniger Aufwand mehr zu erreichen. Durch Ihr verbessertes Seh- und Denkvermögen können Sie leichter Unfälle vermeiden. Sie haben Ihr Leben besser in der Hand, und Sie suchen die Schuld für eigene unerwünschte Angewohnheiten und Fehler nicht bei Ihren Mitmenschen oder in äußeren Umständen. Ihre innere Harmonie wirkt sich wohltuend auf Ihr Verhältnis zu anderen aus, und Sie fühlen sich mehr als zuvor »in der Welt zu Hause«.

Einige Fragen und Antworten

Natürlich werden Sie Ihre Zweifel an einer solchen Ihnen unbekannten Methode haben. Daher möchten wir hier einige von anderen Lesern gestellte Fragen erwähnen, zusammen mit den jeweiligen Antworten:

Frage: Ich kann ganz gut sehen, und brauche also dieses Buch nicht.

Antwort: Was wir als »normales Sehen« bezeichnen, verdient noch nicht die Bezeichnung einwandfrei. Sie können Ihr Sehvermögen weiterhin verbessern und dadurch Ihre geistigen und körperlichen Energien besser nutzen.

Frage: Warum soll ich mich mit zeitraubenden Übungen abgeben, wenn ich mit Hilfe einer Brille mein Sehvermögen verbessern kann?

Antwort: Die Übungen nehmen nicht viel Zeit in Anspruch, und der geringe Zeitaufwand macht sich vielfach bezahlt. Außerdem kann eine Brille Ihr Sehvermögen nicht wirklich verbessern. Im Gegenteil werden Ihre Augen durch die Brille weiter geschwächt, wie dies in den folgenden Kapiteln erklärt wird. Brillen sind außerdem lästig, unbequem und teuer, besonders deswegen, weil sie meistens später durch stärkere Gläser ersetzt werden mussen. Das gleiche gilt in erhöhtem Maße für Kontaktlinsen.

Frage: Kann ich gute Augen haben, wenn meine Eltern und Großeltern Brillen tragen?

Antwort: Auch wenn Sie gewisse Schwächen geerbt haben sollten, können Sie Ihr Sehvermögen verbessern. Aber viele Menschen sind in dieser Hinsicht nicht ausreichend informiert, oder sie wollen einfach die Wahrheit nicht zur Kenntnis nehmen. Von solchen negativen Einstellungen sollten Sie sich nicht beeinflussen lassen.

Frage: In meinem Alter ist es zu spät. Es ist allgemein bekannt, daß die Augen mit zunehmendem Alter schwächer werden. Warum soll ich mich gegen das Unvermeidliche sträuben?

Antwort: Sobald ein Körperteil unzureichend oder falsch fungiert, verliert er seine Beweglichkeit und Vitalität. Wenn man nur wenige Tage im Bett bleibt, kann man schon feststellen, wie die Muskeln schlaff und die Gelenke steif werden. Wenn man den Geist nicht ständig in Gebrauch hält, verliert er seine Klarheit und Frische. Ebenso verhält es sich mit den Augen. Manche Menschen bleiben bis ins hohe Alter fit, während andere schon in jüngeren Jahren ihre visuelle, geistige und körperliche Beweglichkeit verlieren.

Frage: Diese Methode mag vielleicht für andere nützlich sein, aber mein Augenarzt hat gesagt, daß in meinem Fall nichts getan werden kann.

Antwort: Auch wenn Ihr Arzt nichts tun kann, können Sie selbst etwas tun. Jeder menschliche Körper besitzt unbewußte heilende Energien, die auch von Ihnen erweckt werden können. Wenn Sie wirklich entschlossen sind, »heil« zu werden, und wenn Sie fest an die Ihnen innewohnenden Kräfte glauben, dann können Sie im wahrsten Sinne des Wortes »Wunder vollbringen«. Viele Ärzte wissen das, aber sie haben gewöhnlich wenig Zeit oder Interesse, den Patienten zu motivieren und ihm psycho-somatische Zusammenhänge zu erklären. Hippokrates, der Gründer unserer medizinischen Wissenschaft, sagte vor über zweitausend Jahren: »Der Arzt kann eine Krankheit behandeln, aber die Natur heilt.«

Frage: Wenn ich jetzt aufhöre, meine Brille zu tragen, würde das nicht meinen Augen schaden?

Antwort: Brillen und Kontaktlinsen sind wie Krücken. Obwohl sie einen Sehfehler korrigieren können, schwächen sie weiterhin die Augen, anstatt sie zu stärken. Wenn Sie dagegen langsam lernen, ohne Brille besser zu sehen, dann können Ihre Augen wieder beginnen, normal zu funktionieren. Dies wird in den folgenden Kapiteln im einzelnen erklärt.

Frage: Ich habe schon irgendwo von einer solchen Methode gehört, die aber nicht besonders erfolgreich sein soll. Wie unterscheidet sich das vorliegende Buch davon?

Antwort: Es ist einfacher, praktischer und leichter anzuwenden. Außerdem ist es umfassender und erklärt viele interessante Zusammenhänge zwischen dem Seh- und Denkvermögen, zwischen Körper und Geist usw.

Frage: Gibt es wissenschaftliche Beweise für die Wirksamkeit dieser Methode?

Antwort: Ein bekannter amerikanischer Augenarzt, Dr. W. H. Bates, entwickelte die Grundidee aufgrund jahrelanger Forschungen in den 1920er Jahren. Seitdem ist die Methode von anderen vervollkommnet worden, und Hunderttausende von Menschen in aller Welt haben durch sie ihr Sehvermögen und ganz allgemein ihre Gesundheit verbessert. Der weltberühmte Schriftsteller Aldous Huxley beispielsweise, der in jungen Jahren nahezu blind war, heilte seine Augen durch die Bates-Methode und schrieb ein Buch darüber. Mehrere Ärzte hatten zuvor seinen Fall als hoffnungslos aufgegeben.

Frage: Wie steht es bei Sehfehlern, die absolut unheilbar sind?

Antwort: Auch dann helfen die Informationen in diesem Buch, den Zustand und seine Ursachen zu verstehen und zu mildern oder eine Verschlechterung zu verzögern. Aber in Tausenden von solchen »hoffnungslosen« Fällen, die von Fachärzten als unheilbar erklärt worden waren, hat die Bates-Methode eine teilweise oder vollkommene Heilung bewirkt. Zahllose »wunderbare« Heilungen dieser Art sind dokumentiert worden, und wer mit der Methode näher bekannt ist, wird solche Erfolgsberichte ganz logisch und natürlich finden.

Frage: Wo kann ich mehr über all dies erfahren?

Antwort: Die Quellenangaben am Ende des Buches enthalten Hinweise auf einschlägige Werke. Es mag auch in Ihrer Gegend kompetente Lehrer der Bates-Methode geben. Persönliche Anweisungen sind in schwierigeren Fällen wirksamer als die Eigenbehandlung des vorliegenden Buches. Allerdings fallen dann zusätzliche Ausgaben für Sprechstunden und Reisen an. In jedem Falle ist es von Nutzen, erst dieses Buch ein oder mehrere Male zu studieren und dann die Übungen gewissenhaft und regelmäßig durchzuführen.

Frage: Wieviel Zeit brauche ich täglich für die Übungen?

Antwort: Das hängt von den Umständen ab. Beispielsweise können Sie schon viel für Ihre Augen tun, wenn Sie einfach im täglichen Leben gewisse Seh- und Lebensgewohnheiten annehmen, wozu keine zusätzliche Zeit benötigt wird. Andererseits würden Sie bei dringenden Fällen viele der beschriebenen Übungen anwenden wollen, was ziemlich lange dauern kann. Die meisten Leser werden sich jedoch leicht aus der Vielzahl der Übungen die für sie wichtigsten auswählen und in den Tageslauf einfügen können. Erfolge werden nicht in erster Linie durch Zeitaufwand erzielt, sondern durch eine Verbesserung der Seh- und Denkgewohnheiten, wobei die eigene Motivation eine große Rolle spielt.

Testen Sie Ihr Sehvermögen

Sicher möchten Sie nun gerne wissen, wie es mit Ihrem Sehvermögen steht, damit Sie später Ihre Fortschritte messen können. Den Sehleistungs-Quotienten (SQ) zu ermitteln, ist nicht schwer. Man geht dabei ähnlich vor wie beim bekannten Intelligenz-Quotienten (IQ). Bei beiden Tests wird eine Skala von 0 bis 200 benutzt; der Durchschnitt liegt zwischen diesen beiden Extremen bei 100.

Ein SQ von 200 würde daher absolut fehlerfreies Sehen bedeuten, bei einem SQ von 100 wäre die Sehleistung normal, bei einem SQ von 25 würde man von schlechter Sehleistung sprechen, und bei einem SQ von 1 läge schon fast Blindheit vor.

Um Ihren gegenwärtigen SQ zu ermitteln sehen Sie sich einfach die Testkarte auf der folgenden Seite an, bei guter Beleuchtung (ohne Brille oder Kontaktlinsen). Lesen Sie eine Zeile nach der anderen, bis Sie nicht mehr weiterlesen können, erst von einem Abstand von dreißig cm, dann aus sechs Metern Entfernung. Die Zahlen rechts und links des Textes geben den SQ an, links für die Nähe, rechts für die Entfernung. Der Abstand von sechs Metern wird von den Augen praktisch als »unendlich« registriert. Wer auf sechs Metern gut sieht, kann auch auf noch größere Entfernungen gut sehen.

Tragen Sie die Ergebnisse in die SQ-Tabelle am Ende des Buches ein, so daß Sie spätere Veränderungen und Verbesserungen beobachten können. Sie werden feststellen, daß sich Ihr SQ öfter als erwartet ändert. Tatsächlich kann sich die Sehleistung eines Menschen mehrmals täglich ändern. Seien Sie daher nicht enttäuscht, wenn Sie zu gewissen Zeiten weniger gut sehen als zu anderen. Die Verbesserung wird wahrscheinlich langsam und schrittweise vor sich gehen, obwohl manche Menschen schon am ersten Tage große Fortschritte machen.

Normale Sehleistung
(Nach der von Optikern benutzten Snellen-Testkarte)

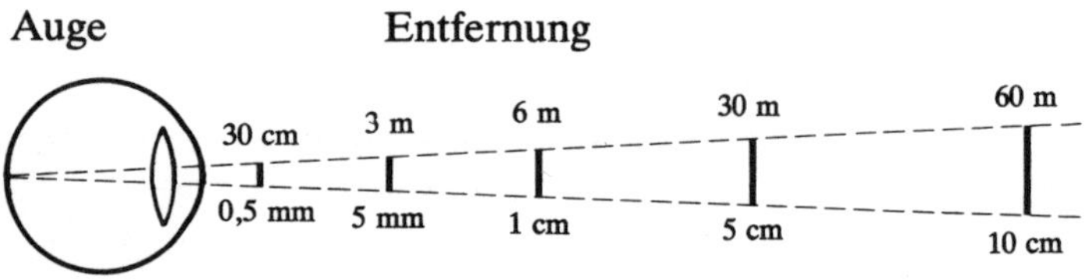

Größe der Buchstaben, die aus verschiedenen Entfernungen ohne Brille gelesen werden können.

SQ-Testkarte

Lesen Sie die folgenden Testkarten bei gutem Licht und ohne Brille, erst aus 30 cm Abstand, dann aus einer Entfernung von 6 m. Die letzte Zeile, die Sie gerade noch lesen können, deutet Ihren Sehleistungs-Quotienten an. Die Zahlen links vom Text deuten die Sehleistung aus der Nähe an, die rechts vom Text die aus der Ferne.

Weitere Testkarten zum Ausschneiden finden Sie am Schluß des Buches.

Nähe-SQ (30 cm)		Fern-SQ (6m)
1	ES FÄLLT	25
2	IHNEN LEICHT	50
3,5	SICH GEISTIG UND	75

5	KÖRPERLICH ZU ENTSPAN	**100**
7,5	NEN UND MIT DEM STRESS	150
10	DES TÄGLICHEN LEBENS FERTIG ZU WER	200
20	DEN. ANSTATT SICH ÜBER DIE ZUKUNFT ODER DIE VERGANGENHEIT ZU SORGEN,	400
35	MACHEN SIE AUS DER GEGENWAFT DAS BESTE. ZUSAMMENHÄNGE WERDEN KLARER, DER WEG DURCH VERWIRRENDE UMSTÄNDE EBNET SICH.	700
50	IHR GEDÄCHTNIS UND IHRE GEISTIGE VORSTELLUNGSKRAFT VERBESSERN SICH. STARRE EINSTELLUNGEN, VORURTEILE UND UNTERBEWUSSTE VERKRAMPFUNGEN BEGINNEN SICH AUFZULÖSEN SOBALD DER GEIST	1000
75	KÖRPER ES LERNT, REIBUNGSLOSER UND FREUDIGER ZU FUNKTIONIEREN. FALLS IHRE AUGEN NICHT NORMAL SEHEN, KÖNNEN SIE LANGSAM IHRE ABHÄNGIGKEIT VON LÄSTIGEN BRILLEN ODER KONTAKTLINSEN VERRINGERN. IN VIELEN FÄLLEN WERDEN KÜNSTLICHE LINSEN BALD ÜBERHAU	1500
100	KÖRPER ES LERNT, REIBUNGSLOSER UND FREUDIGER ZU FUNKTIONIEREN. FALLS IHRE AUGEN NICHT NORMAL SEHEN, KÖNNEN SIE LANGSAM IHRE ABHÄNGIGKEIT VON LÄSTIGEN BRILLEN ODER KONTAKTLINSEN VERRINGERN. IN VIELEN FÄLLEN WERDEN KÜNSTLICHE LINSEN BALD ÜBERHAUPT NICHT MEHR BENÖTIGT. FALLS IHRE AUGEN JETZT IN GUTEM KÖRPER ES LERNT, REIBUNGSLOSER UND FREUDIGER ZU FUNKTIONIEREN. FALLS	2000

Ursachen fehlerhaften Sehens

Warum erfreuen sich manche Menschen einer guten Gesundheit, während andere von einer Krankheit oder Misere in die andere zu fallen scheinen? Haben die letzteren einfach Pech, sind sie das Opfer ungünstiger Umstände oder von Natur aus schwach und anfällig?

In den meisten Fällen würde man es für ungerecht halten, wenn man jemanden für seine Grippe oder sein Magengeschwür verantwortlich machte. So etwas kann jedem einmal passieren. Aber die Menschen sind zweifellos für ihren allgemeinen Gesundheitzustand verantwortlich, und dieser wird seinerseits weitgehend von ihren Lebensgewohnheiten bestimmt. Schlechte Gewohnheiten untergraben die Widerstandsfähigkeit des ganzen Organismus und öffnen die Tür für alle Arten von Störungen, Sehstörungen miteingeschlossen. Zumindest können solche Gewohnheiten auf die Dauer eine negative Wirkung haben.

Wir lassen uns nicht gerne sagen, daß wir unerwünschte Zustände selbst herbeigeführt haben. Es fällt uns viel leichter, die Schuld in unserer Umgebung oder Erbanlage zu suchen. Dann können wir einen Fachmann anstellen, der uns sagt, wie das Übel mit Medikamenten, Instrumenten (Krücken oder Brillen) oder durch Operationen zu beseitigen ist. Der Spezialist ist sich manchmal durchaus der Ursache der Erkrankung bewußt. Aber er weiß auch, daß die meisten Menschen eine Anspielung auf solche Zusammenhänge ablehnen würden, und daß sie wenig geneigt wären, ihre Lebensgewohnheiten zu ändern.

Ärzte der alten Schule hatten manchmal noch die Zeit, aufgrund ihrer langjährigen Kenntnis des Patienten und erfüllt von dem Wunsch, die wirkliche Krankheitsursache zu erkennen, den ganzen Patienten als psychosomatische Einheit zu behandeln. Moderne Fachärzte neigen jedoch dazu, lediglich das erkrankte Organ zu behandeln. Man erwartet von ihnen die Beseitigung der Symptome, und sie leisten in dieser Hinsicht auch viel Gutes.

Ein ernster Einwand gegen die Methoden der modernen Medizin besteht unter anderem darin, daß die Gesundheit der meisten Ärzte heutzutage nicht besser ist als die der Gesamtbevölkerung; einigen Statistiken zufolge ist sie sogar schlechter. Obwohl die Ärzte ihr Bestes tun, ihre Patienten (und sich selbst) zu heilen, müssen sie eine solche Fülle von Fachwissen bewältigen, daß sie oft die grundlegenden Gesetze des Heilens wegen Arbeitsüberlastung aus den Augen zu verlieren drohen. Dies ist ein Problem, das in unserem Zeitalter der Technologie und Spezialisierung uns allen mehr oder weniger zu schaffen macht.

Viele Ärzte sind sich dessen bewußt, und Dr. med. Laurence Krantz äußerte sich kürzlich darüber in einem medizinischen Nachrichtenblatt:

»In bezug auf diese Frage der wahren Erziehung für die Heilberufe ist es mir klar, daß man viel Mut haben muß zuzugeben, daß die gegenwärtige Ausbildung unzureichend ist. Die traditionellen Techniken reichen hin, um gewisse äußerliche Zustände zu korrigieren, aber um wirklich zu heilen, muß man gewöhnlich tiefer gehen.«[1]

Im alten China wurden Ärzte oft angestellt, um Erkrankungen vorzubeugen. Sie erhielten ein monatliches Fixum dafür, daß sie den Betreuten gesund erhielten und jede

1 Die hochgestellten Ziffern beziehen sich auf die Quellenangaben am Schluß des Buches.

Krankheit im Entwicklungsstadium heilten. Wenn der Patient dennoch erkrankte, brauchte das Fixum so lange nicht gezahlt zu werden, bis die Gesundheit wiederhergestellt war, und der Arzt mußte alle Medikamente und Behandlungen aus eigener Tasche bezahlen. Heute sind wir mit Recht auf unsere moderne medizinische Technologie stolz, aber wir haben noch kein wirksames System der Vorbeugung entwickelt. Viele Ansätze in dieser Richtung werden jedoch gemacht, und das vorliegende Buch ist dazu ein weiterer Beitrag.

Das Wort »Sicht« hat zwei Bedeutungen. Zum ersten bezieht es sich auf die rein optische Fähigkeit zu sehen. Zweitens wird es auch benutzt in Verbindung mit der geistigen Fähigkeit, zukünftige Entwicklungen vorauszusehen und entsprechend zu handeln. Die alten Weisheitslehren sprechen oft von den »Sehern«, den Propheten und geistigen Anführern, die den kosmischen Gesetzen folgten und anderen den wahren Weg wiesen. In bezug auf unser modernes Konzept der Gesundheit scheint es, daß unsere »Sicht« so unzureichend ist wie unsere organische Sehfähigkeit. Unsere Methoden sind in vieler Hinsicht kurzsichtig, sie harmonieren nicht mit dem Leben und den Gesetzen der Natur.

Unsere Einstellung zu den Augen ist dafür ein gutes Beispiel. Wir empfinden die Augen oft als isolierte Organe, die sich eben langsam abnutzen, ähnlich wie Zähne. Tatsächlich sind die Augen jedoch ein äußerst komplizierter Teil des Gehirns. Eine jegliche Veränderung im Geist, Körper oder in der Umwelt kann die Sehfähigkeit eines Menschen beeinflussen. Durch anhaltende Störungen können die Augen ihre Beweglichkeit und Transparenz verlieren.

Die folgende Liste von Störungen umfaßt hauptsächlich die öfter auftretenden optischen Sehfehler. Seltene und ernste Augenkrankheiten werden in späteren Kapiteln behandelt.

Es gibt drei Hauptgründe für fehlerhaftes Sehen: geistige, körperliche und umgebungsbedingte, die natürlich alle ineinander übergreifen. Dr. Bates sah die Hauptursache in der nervösen Verspannung. Seine Nachfolger gelangten jedoch zu der Auffassung, daß diese wiederum durch körperliche oder umweltbedingte Faktoren verursacht sein kann. Die Angewohnheit, die Welt geistig mit verspannten Augen zu betrachten, kann beispielsweise durch übermäßigen Alkoholgenuß (körperlich) oder durch übermäßigen Lärm (umweltbedingt) hervorgerufen sein.

Geistig-nervöse Faktoren

Wenn die Augen aus irgendeinem Grunde nicht klar sehen, liegt die Versuchung nahe, sie zum Sehen zu »zwingen«. Dadurch werden sie verspannt und verwirrt und können nicht mehr optimal funktionieren. Man sieht am besten, wenn die Augen sich selbst überlassen bleiben, wenn sie sich unbewußt und automatisch den jeweiligen Umständen anpassen können. Sie stellen sich dann ganz von selbst scharf auf diejenigen Objekte ein, die jeweils im Zentrum des Interesses stehen.

Beispielsweise verringert sich die Sehschärfe sofort, wenn man einen uninteressanten Gegenstand betrachtet. Aus eigener Erfahrung wissen Sie wahrscheinlich, daß Sie mühelos einen ganzen Roman in einem Zug durchlesen können, ohne die Augen merklich anzustrengen –, wenn der Roman aufregend ist. Wenn Sie sich jedoch gezwungen sehen, ein langweiliges oder belangloses Buch zu lesen, verschwimmen die Zeilen schon auf den ersten Seiten. Schulkinder werden jahrelang gezwungen, Texte zu lesen, die sie langweilen, und das ist wahrscheinlich der Hauptgrund, warum sich bei den meisten von ihnen Sehstörungen einstellen.

Aber ein Mangel an Interesse ist nicht immer die Ursache. Manchmal betrachten Sie einen Sie wirklich interessierenden Gegenstand, können ihn aber trotzdem nicht klar erkennen. Dann sind vielleicht Ihre übereilten Denkgewohnheiten schuld. Möglicherweise haben Sie sich angewöhnt, durch den Alltag zu hasten. Der Geist und die Augen finden dann nicht genug Zeit, sich den Umständen anzupassen. Die Augen brauchen oft mehrere Minuten, um sich an bestimmte Bedingungen zu gewöhnen. Ein anderer Grund mag darin bestehen, daß Sie sich zu ängstlich bemühen, alles richtig und fehlerlos zu erledigen.

Wenn Sie bestimmte unerwünschte Aspekte Ihres Lebens ablehnen oder sich geistig gewissen Tatsachen verschließen, werden Ihre Augen auch dazu neigen, weniger scharf zu sehen oder irgendwie Störungen zu entwickeln. Dagegen ermutigt eine realistische und konstruktive Einstellung die Augen, optimal zu funktionieren. Manchmal kann auch Ihr inneres Gleichgewicht durch Sorgen, Furcht, Streß oder Verspannung gestört sein. Negative Emotionen wie Haß oder Neid können auch abträglich auf das Sehvermögen einwirken.

Haben Sie sich vielleicht übermäßig in Schulden gestürzt und sorgen sich nun bewußt oder unbewußt über die Konsequenzen? Oder möchten Sie manchmal nicht zugeben, daß Sie müde sind und erst einmal etwas Ruhe brauchen? Oder arbeiten Sie auf andere Weise gegen Ihre Natur, indem Sie die eine oder andere Körperfunktion unterdrükken? Die Augen sind ein Verbindungsglied zwischen Geist und Körper, und jegliche geistig-körperliche Verspannung kann sich nachteilig auf das Sehvermögen auswirken.

Fehlt Ihrem Leben augenblicklich der »rechte Leitfaden«, oder ist es auf belanglose Ziele ausgerichtet? Ist Ihre Einstellung zum Leben etwas depressiv oder destruktiv; halten Sie das Leben und die kosmische Ordnung vielleicht für sinnlos? Wenn Ihrem Geist die klare Sicht fehlt, dann ist das früher oder später auch bei Ihren Augen der Fall (siehe auch: Christopher Markert: *Der Markert-Figuren-Test,* Hermann Bauer Verlag, Freiburg 1979).

Körperliche Faktoren

Der Zustand Ihrer Augen hängt weitgehend von Ihrem allgemeinen körperlichen Zustand ab. Ebenso wie andere Körperteile müssen auch Ihre Augen durch den Blutkreislauf stetig mit Sauerstoff und Nährstoffen versorgt werden. Ferner brauchen Sie Sonnenlicht, Bewegung und zeitweise Ruhe.

Das bedeutet beispielsweise, daß Sie am besten sehen, wenn Sie sich richtig ernähren und schädliche Stoffe vermeiden. In den kommenden Wochen und Monaten können Sie beobachten, welche Eßgewohnheiten Ihrem Sehvermögen zuträglich sind und bei welchen dies nicht der Fall ist. Sie werden auch bald Ihre Toleranzschwelle für Alkohol, Nikotin, Koffein, Drogen und Medikamente feststellen.

Unzureichende körperliche Bewegung und oberflächliches Atmen hemmen den Blutkreislauf, was sich auf den Zustand der Augen auswirken kann. Eine schlechte körperliche Haltung mit krummem Rückgrat beschränkt den Lungeninhalt und das Atmen. Ein starrer Körper und steife Glieder verringern die Beweglichkeit des Geistes und der Augen und sind oft das erste Anzeichen einer latenten Krankheit.

Ihr Sehvermögen kann leiden, wenn Sie gewohnheitsmäßig »starren«, also Dinge betrachten, ohne dabei die Augen, die Lider, den Kopf oder den Nacken zu bewegen. Dies passiert öfter beim Verrichten von Routinearbeit, beim Autofahren und Fernsehen.

Die Gewohnheit, nachts lange bei Kunstlicht aufzubleiben, ist der Gesundheit von Körper und Augen nicht zuträglich. Dasselbe gilt für unregelmäßige Tagesabläufe, die unsere inneren »biologischen Uhren« durcheinander bringen, wie z.B. Nacht- oder Wechselschichten und interkontinentale Flüge (wegen der Zeitverschiebung). Solche Bedingungen mögen teilweise unvermeidbar sein. Bäcker müssen zum Beispiel nachts arbeiten, und Geschäftsleute müssen von einem Kontinent zum anderen fliegen. Aber indem man sich dieser Einflüsse bewußt ist und sie in Betracht zieht, kann man die negativen Auswirkungen weitgehend vermeiden.

Jegliche Krankheit, vom Schnupfen bis zum gebrochenen Bein, kann das empfindliche Gleichgewicht in Ihren Augen stören. Besonders bei Grippe und anderen Viruskrankheiten kann Ihr Denk- und Sehvermögen zeitweise leiden.

Umweltfaktoren

In den letzten Jahren hat das Wort »Umweltschutz« an Bedeutung gewonnen, weil eben die Qualität unserer Umwelt zunehmend gefährdet wird. Es gibt immer noch Tausende von schönen und unverdorbenen Gegenden auf der Welt, aber die meisten Menschen wollen sich in riesigen Metropolen zusammendrängen. Sogar diejenigen, die noch auf dem Lande leben, haben sich weitgehend dem Maschinenzeitalter und der Fernsehkultur angepaßt.

Unsere Vorfahren, die vor zweihundert Jahren in Dörfern lebten, hatten natürlich ihre Probleme, genau wie wir heutzutage die unsrigen haben. Obwohl wir gegenwärtig viele Vorteile der modernen Zivilisation genießen, müssen wir auch die Nebenwirkungen in Kauf nehmen, die Körper, Geist, Nerven und damit auch die Augen nachteilig beeinflussen.

Wir müssen Luftverschmutzung durch Straßenverkehr und Industrie ertragen. Unsere Nahrungsmittel sind oft durch Kunstdünger, Insektizide, Farbstoffe, Hormone usw. ihrer natürlichen Eigenschaften beraubt. Unsere Nerven leiden unter Geräuschverschmutzung durch Motorfahrzeuge, Flugzeuge, Maschinen, Lautsprecher, Fernsehapparate usw. Wir sind dem unaufhörlichen Druck der Massenmedien ausgesetzt, die uns ständig Ideen oder Produkte verkaufen wollen. Alle diese Einflüsse können zur geistigen und visuellen Verspannung beitragen.

Viele Menschen haben überzivilierte Lebensgewohnheiten angenommen, sie haben den erfrischenden Kontakt mit den Elementen der Natur verloren. Sie leben in einer Zementwüste und sehen nur noch selten natürliche Landschaften, die den Augen Ruhe und Abwechslung gewähren. Natürliches Sonnenlicht, ungefiltert durch irgendwelche Glasscheiben, ist in ihrem Leben eine Seltenheit geworden. Langer Aufenthalt in neon-beleuchteten Räumen hat ihre Nerven und Augen geschwächt. Aber abgesehen von diesen zivilisatorischen Faktoren kann das Sehvermögen auch zeitweise durch Veränderungen des Wetters, des Luftdrucks, der Luftfeuchtigkeit, der Temperatur und der Beleuchtung beeinflußt werden.

So funktionieren Ihre Augen

Sie stehen mit Ihrer Umgebung durch die fünf Sinne des Sehens, Hörens, Fühlens, Schmeckens und Riechens in Verbindung. Von diesen ist das Sehvermögen weitaus das wichtigste, und es ist auch das komplizierteste. Man hat es als eines der großen Wunder der Schöpfung bezeichnet, und die technischen Einzelheiten übersteigen fast unser Vorstellungsvermögen.

Die lichtempfindliche Schicht innerhalb des Auges, die Retina oder Netzhaut, besteht aus Hunderten von Millionen »Photozellen«, die Lichtintensität und Farbe registrieren. Diese sind durch den Sehnerv, der eine Million Nervenleitungen in sich vereint, mit dem Gehirn verbunden.[2]

Der Augapfel eines Erwachsenen hat einen Durchmesser von etwa 2½ cm und steht unter leichtem Innendruck. Das Auge reinigt und »schmiert« sich selbst durch die Tränenflüssigkeit, die gleichzeitig bakterizid ist. Jeder Augapfel wird durch sechs äußere Muskeln in der Fassung hin und her und auf und ab bewegt. Außerdem kann die Linse im Auge durch kleine interne Muskeln ihre Form verändern. Die Pupille vor der Linse kann sich je nach den Lichtbedingungen öffnen oder schließen durch das Weiten oder Verengen der sie umgebenden Iris (Regenbogenhaut). Die Pupille in der Mitte des sichtbaren Auges erscheint schwarz, weil sie das dunkle Innere des Auges sehen läßt. Die Iris gibt dem Auge seine Farbe. Wenn sich die Iris ganz öffnet, läßt die Pupille siebzehnmal so viel Licht ein wie im verengten Zustand.[3] Im Dunkeln wird die

Retina 25 000mal so empfindlich wie im hellen Tageslicht und ist tausendmal so empfindlich wie der empfindlichste Film.

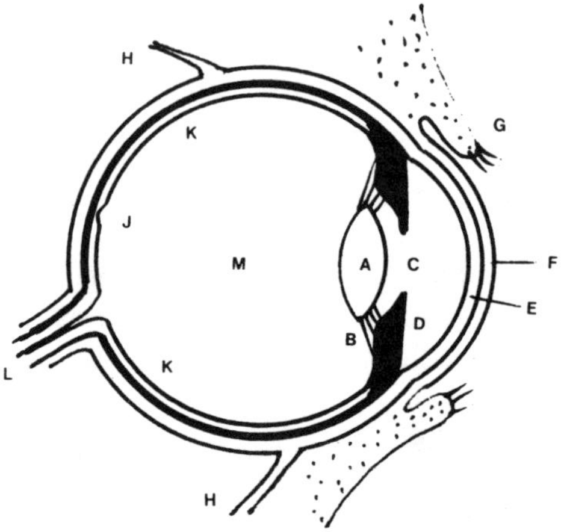

A	Linse	G	Lider und Wimpern
B	Innere Muskeln	H	Äußere Muskeln
C	Pupille	J	Fovea centralis
D	Iris	K	Retina
E	Hornhaut	L	Sehnerv (Blinder Punkt)
F	Bindehaut	M	Flüssigkeit

Das Auge im Querschnitt

Die drei Muskelpaare, durch die das Auge gelenkt wird, bewegen sich im Wachzustand ununterbrochen, und der Blick wandert unablässig von einem Gegenstand zum anderen. Ein Mangel an Beweglichkeit deutet immer auf eine geistige oder körperliche Störung hin. Die Augen bewegen sich sogar während des Schlafes, im Traumzustand. Beide Augen müssen genau auf den gleichen Gegenstand gerichtet sein, da sie sonst »schielen«, und dies erfordert eine Koordinierung höchsten Grades. Gewöhnlich richten sich die Augen ganz unbewußt und automatisch auf den Gegenstand, den man gerade betrachten will. Man kann die Augen jedoch auch willkürlich in jede gewünschte Richtung lenken. Dies wird dadurch möglich, daß die Augenmuskeln teils vom Bewußtsein und teils vom Unterbewußtsein her gesteuert werden. Man kann sich denken, daß daher jeder Konflikt zwischen dem bewußten und unterbewußten Geist eines Menschen leicht eine Verspannung in den Augen zur Folge hat.

In vieler Hinsicht funktioniert das Auge wie ein Fotoapparat: das Licht tritt durch eine Linse vorn ein und trifft auf eine lichtempfindliche Rückwand. Aber bei der Kamera wird die Schärfe dadurch eingestellt, daß die Linse vor- und zurückbewegt wird, während im Auge die Linse durch winzige Ziliarmuskeln ihre Kontur verändern kann. Wenn die Muskeln sich zusammenziehen, stellt sich die Linse auf nahe Sicht ein. Wenn die Muskeln ruhen, ist das Auge auf Entfernung eingestellt.

Nach Bates kann das Auge auch lernen, sich auf Entfernung einzustellen, indem der ganze Augapfel sich verlängert oder verkürzt und dadurch den Brennpunkt auf die Retina fallen läßt. Diese umstrittene Theorie würde erklären, warum manche Menschen mit erhärteten Linsen dennoch gut nah und fern sehen können. Im Zusammenhang mit diesem Buch ist dieser Streitpunkt jedoch unwesentlich. Wichtig ist nur, daß die Bates-Methode sich in der Praxis als erfolgreich bewiesen hat.

Je weiter sich die Pupille öffnet, desto kritischer wird die Einstellung der Bildschärfe auf der Retina. Wenn die Pupille sich auf Millimetergröße zusammenzieht, verbessert sich die Bildschärfe. Dieses Phänomen ist den Fotografen als »Tiefenschärfe« bekannt. Kurz- oder weitsichtige Menschen finden dieses Wissen nützlich, da es ihnen erklärt, warum sie mit engen Pupillen (also bei guter Beleuchtung) besser sehen können.

Das folgende Experiment kann Ihnen auch helfen zu verstehen, wie die Augen funktionieren. Betrachten Sie das »D« am Anfang des letzten Satzes, und halten Sie die Augen still, während Sie bis zehn zählen. Sehen Sie nun das »D« schärfer als vorher? Im Gegenteil: der Buchstabe wird immer mehr verschwimmen, je länger Sie ihn betrachten. Wenn Sie dagegen Ihren Blick um den Buchstaben herum und kreuz und quer über ihn wandern lassen, wird das Bild wieder schärfer. Spätere Kapitel werden erklären, warum man am besten sieht, wenn man die Augen beweglich hält und nicht »starrt«.

Sind Sie rechts-äugig oder links-äugig? Strecken Sie einen Arm aus und betrachten Sie einen Gegenstand in der Ferne durch eine Öffnung, die Sie zwischen Daumen und Zeigefinger bilden. Schließen Sie nun erst das eine und dann das andere Auge. Das vorherrschende Auge ist dasjenige, das nach wie vor den betrachteten Gegenstand durch die Öffnung sieht. Rechts-äugige Menschen neigen gewöhnlich mehr zum logisch-verstandesgemäßen Denken, während links-äugige sich mehr von der Intuition und Vorstellungskraft leiten lassen.

Ein weiteres interessantes Phänomen ist der »blinde Fleck« in Ihrem Blickfeld, der durch eine licht-unempfindliche Stelle der Retina entsteht, wo der Sehnerv in den Augapfel eintritt. Um den blinden Fleck zu finden, schließen Sie am besten ein Auge und betrachten eine kleine Münze, die Sie (mit ausgestrecktem Arm) in der Hand halten. Visieren Sie nun einen entfernteren Gegenstand direkt hinter der Münze an, zum Beispiel einen Fleck an der Wand. Wenn Sie jetzt die Münze langsam seitwärts nach außen bewegen, wird sie an einer bestimmten Stelle (dem blinden Fleck) aus Ihrem Blickfeld verschwinden und später wieder auftauchen.

Das Innere des Auges erscheint schwarz, wenn es durch

die Pupille betrachtet wird, aber die Retina an der Rückwand ist tatsächlich rot-orange. Diese überraschende Entdeckung macht man, wenn man das Auge eines anderen durch ein Retinoskop oder Ophthalmoskop betrachtet.

Die Augen funktionieren am besten, wenn Sie sich laufend bewegen, obwohl dies zunächst unglaublich klingen mag. Sobald der Blick still steht, erschöpfen sich die licht- und farbempfindlichen Zellen der Retina in Sekundenschnelle, und das Bild wird unscharf. Ein einfaches Experiment beweist das:

Betrachten Sie eine Minute lang einen stark gefärbten Gegenstand und schließen Sie dann die Augen. Vor Ihrem inneren Blick erscheinen nun die Konturen des Gegenstandes, und zwar in Komplementärfarben. Ein roter Gegenstand erscheint beispielsweise grün, ein blauer erscheint gelb, und ein weißer Gegenstand erscheint schwarz. Diese Erscheinung wird durch einen chemischen Prozeß auf der Retina ausgelöst, wenn sich die Zellen von der jeweiligen Farbe erholen und zum Normalzustand zurückkehren.

Was Ihre Augen verraten

Die Augen sind nicht nur das Fenster der Seele, sondern sie enthüllen auch viele andere aufschlußreiche Einzelheiten. Im Gespräch entdecken wir beispielsweise in den Augen des anderen Nuancen, die durch Worte nicht ausgedrückt werden. Durch ein bloßes Heben oder Zusammenziehen der Augenbrauen können wir »Bände sprechen«. Wir können mit anderen »liebäugeln«, mit »Augenaufschlag« oder einem »verstohlenen Blick« unsere Gefühle ausdrücken. Wir können den Blick eines anderen suchen, wenn wir Kontakt aufnehmen wollen, oder wir können dem Blick ausweichen, wenn wir Kontakt vermeiden wollen. Wir können mit unseren Augen bestätigen oder verneinen, was wir gleichzeitig durch Worte ausdrücken. Manchmal können wir uns mit einem Einzelnen oder einer Gruppe besser durch die Augensprache als durch die ausgesprochenen Worte verständigen. Ein kurzer Blick auf die Augen eines Menschen genügt oft, dessen Geistes- oder Gemütszustand zu erraten. R. W. Emerson sagte: »Die Augensprache braucht kein Wörterbuch und wird in der ganzen Welt verstanden.«

Kinder und Tiere lesen instinktiv aus den Augen; sie empfinden, ob ein Mensch freundlich oder feindlich, entspannt oder verspannt, glücklich oder unglücklich ist. Wenn Erwachsene mit Kindern zu tun haben, sollten sie nicht vergessen, daß der Augenkontakt oft wichtiger ist als der Verbalkontakt und daß er jedenfalls direkter und spontaner wirkt.

Frauen sind in der Regel sprachlich mehr begabt als Männer, und sie benutzen auch die Augensprache mit mehr Geschick. Sie sehen dem Gesprächspartner nicht nur beim Zuhören ins Auge, sondern auch beim Sprechen. Männer sind dagegen oft so sehr mit ihren eigenen Gedanken beschäftigt, daß sie beim Sprechen am anderen vorbeisehen. Beide Geschlechter vermeiden den Augenkontakt jedoch dann, wenn sie ihrer selbst nicht sicher sind, wenn sie etwas verbergen wollen oder wenn sie nicht am anderen interessiert sind.

Bemerkenswert ist, daß die Augen selbst wenig ausdrucksfähig sind, es sei denn, man denkt an die Farbe der Iris, die Größe der Pupille oder die Bewegung der Augäpfel. Was dem Auge seine Ausdruckskraft verleiht, ist vielmehr die es umgebende Gesichtspartie. Wenn zum Beispiel das Gesicht eines Menschen mit einem Blatt Papier bedeckt wird, das nur zwei kleine Löcher für die Augen freiläßt, dann kann man aus den Augen selbst kaum etwas herauslesen. Trotzdem kann man durch eine genaue Betrachtung der Iris aus nächster Nähe und mit Hilfe einer Lupe viel über die Gesundheit eines Menschen aussagen. Man kann auch die eigenen Augen durch einen vergrößernden Hohl- oder Rasierspiegel betrachten. Die Augen sind die einzigen durchsichtigen Organe des Körpers, und durch sie gewinnt man einen erstaunlichen Einblick in den Zustand von Geweben, Nerven und Blutgefäßen.

Wenn Sie die Augen verschiedener Menschen studieren und vergleichen, stellen Sie bald fest, daß jede Iris ihre ganz eigene Struktur hat. Das feine Gewebe ist durch das Gehirn mit dem Nervensystem des ganzen Körpers verbunden, und eine jegliche Störung im Körper spiegelt sich in der Iris wider und kann dort abgelesen werden. Achten Sie besonders auf Abweichungen in der Form des Innen- und Außenrandes und auf die Dichte und Gleichmäßigkeit des

Gewebes, das von der Pupille nach außen strahlt. Ganz allgemein kann man sagen, daß ein Mensch mit gleichmäßigem Gewebe und kreisrunden Rändern körperlich und nervlich in gutem Zustand ist. Knoten und Zwischenräume im Gewebe deuten auf einen Mangel an Vitalität und eine geringe Widerstandsfähigkeit hin. Jede Abweichung des inneren Randes (also der Pupille) von der Kreisform kann als ernste Beeinträchtigung des gesundheitlichen Gleichgewichts gedeutet werden. Die Pupille erscheint dann oval oder verzerrt.

Die Iris bildet tatsächlich einen Teil des zentralen Nervensystems. An ihr kann man Störungen im Stoffwechsel ablesen und latente Schwächen feststellen, lange bevor diese als Krankheiten sichtbar werden. Die Gegenwart von Giftstoffen und Säuren und das Funktionieren der Drüsen kann man auch auf diese Weise überwachen.

Eine Störung in den oberen Körperteilen wird gewöhnlich oben in der Iris sichtbar, während die unteren Körperteile der unteren Iris entsprechen. Ebenso entsprechen linke Körperteile der linken Hälfte jeder Iris usw. Zu einer genaueren Diagnose sind grundlegende medizinische Kenntnisse nötig. Aber das hier erwähnte Wissen erlaubt es Ihnen, Ihren Gesundheitszustand von Zeit zu Zeit zu überprüfen und latenten Krankheiten vorzubeugen. Sobald Sie Unregelmäßigkeiten beobachten, könnten Sie beispielsweise Ihre Ernährung revidieren, für mehr körperliche Bewegung sorgen oder Ihre Lebensweise in anderer Hinsicht ändern, bis das Symptom in der Iris verschwunden ist. Wenn Sie dieselbe Wirkung durch Einnehmen von Medikamenten zu erreichen suchen, werden die Symptome gewöhnlich nicht verschwinden, sondern lediglich an einer anderen Stelle der Iris erkennbar werden.[5]

Die Größe der Pupillen ist auch von Bedeutung. Sie weiten sich beispielsweise, wenn man mehr sehen will, und verengen sich beim Betrachten grell beleuchteter oder unerwünschter Gegenstände. Schlaue Händler bringen es fertig, die Pupillen ihrer Kunden zu beobachten, um zu sehen, ob ihr Angebot akzeptiert oder abgelehnt wird. Bei den Pupillen dunkelhäutiger Menschen ist die Veränderung weniger deutlich, und bei älteren Menschen sind die Pupillen überhaupt etwas verengt.[6]

Die Augen können auch die Rolle eines Lügendetektors spielen. Dr. Bates entdeckte, daß Menschen fehlerlos sehen können, während sie die Wahrheit sagen, daß aber ihre Sicht sofort etwas verschwommen wird, wenn sie zu lügen beginnen. Sogar wenn jemand ohne betrügerische Absicht eine Unwahrheit äußert – oder wenn die Unwahrheit nur eingebildet ist – verlieren die Augen sofort ihre volle Sehschärfe. Lügen verursacht offensichtlich eine Verspannung in den Augen. Auch wenn man kleingedruckten Text liest und absichtlich ein Wort falsch ausspricht, verlieren die Augen für einen Augenblick ihre Wahrnehmungsschärfe. Wenn jemand Ihnen sagt, daß Sie fünfundzwanzig Jahre alt seien, obwohl Sie wirklich siebenundzwanzig Jahre alt sind, würde man durch Beobachtung mit einem Retinoskop in Ihren Augen einen plötzlichen Sehschärfenmangel feststellen. Würden Sie dann antworten, daß Ihr wirkliches Alter siebenundzwanzig ist, wäre Ihre Sehschärfe sofort wieder normal. Aber sobald Sie sich auch nur einbilden, daß Sie jünger oder älter sind, vermindert sich die Sehschärfe wieder.

Aus der die Augen umgebenden Haut kann man ablesen, ob ein Mensch unter fortwährender geistiger Verspannung leidet. Falten und Fältchen entstehen durch die Gewohnheit, die Muskeln um die Augen herum zu verspannen. Dies ist vor allem bei Menschen üblich, die nicht gut sehen, die das Sonnenlicht irritierend finden und die ihren Kopf nach vorn zu strecken pflegen. Bei Menschen mit fehlerfreiem Sehvermögen sind dagegen die Augen entspannt, und die Haut um die Augen bleibt auch bis ins hohe Alter mehr oder weniger glatt.

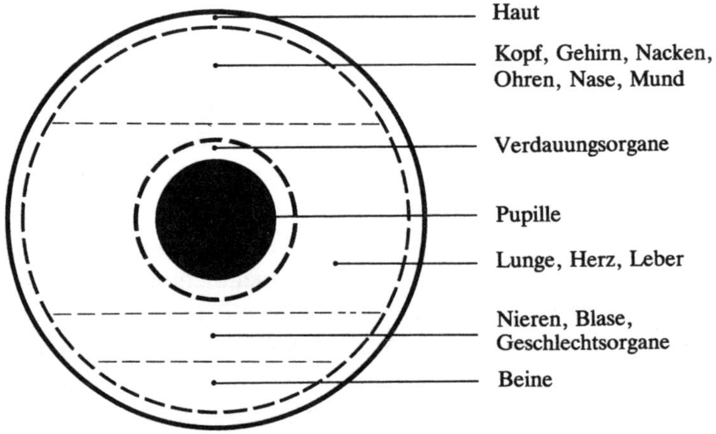

Vereinfachte Deutung der Iris

Sehfehler und Augenkrankheiten

Dieses Kapitel bietet eine kurze Übersicht über die verschiedenen Störungen des Sehvermögens. Ausführliche Beschreibungen mit Behandlungsvorschlägen folgen im dritten Teil.

Wie bereits erwähnt, haben heute die meisten Menschen irgendwelche Sehfehler. In vielen Fällen äußern sich diese als Kurz- oder Weitsichtigkeit, die manchmal auch mit einer Verformung der Linse oder Hornhaut verbunden ist, dem sogenannten Astigmatismus. Außerdem können die Augen zeitweise durch geistige oder körperliche Überanstrengung leiden. Die Augen werden dann müde und verspannt, sie stellen sich nur noch mit Mühe auf verschiedene Entfernungen ein, und die Sehschärfe vermindert sich, besonders bei Betrachtung naher Gegenstände.

In nur etwa zehn Prozent der Fälle wird das Sehvermögen durch ernste Augenkrankheiten beeinträchtigt. Zu diesen gehören der Grüne Star (Glaukom, erhöhter Druck im Augapfel), Grauer Star (undurchsichtige Flecken in der Linse), Hornhautentzündung, Bindehautentzündung und Schielen.[7]

Die Bates-Methode befaßt sich hauptsächlich mit den öfter vorkommenden rein optischen Sehfehlern, obwohl sie sich auch auf alle organischen und funktionellen Störungen wie Glaukom, Star und Schielen günstig auswirkt. (Bei funktionellen Störungen ist das Organ scheinbar in Ordnung, funktioniert aber nicht gut. Bei organischen Störungen ist das Organ an sich nicht in Ordnung.)

Da die Augen aus lebenden Zellen bestehen die sich laufend erneuern, können sie sich auch den wechselnden Bedürfnissen des Organismus anpassen. Was als ernste oder unheilbare Störung erscheint, kann oft durch veränderte Lebensgewohnheiten (Ernährung oder Training) oder eine neue Einstellung zur Wahrnehmungsfähigkeit und zur Welt im allgemeinen beeinflußt werden. Der letzte Punkt kann oft von Bedeutung sein, da das Sehen letzten Endes ein geistiger Vorgang ist.

Kurzsichtigkeit kommt öfter bei Kindern und jungen Menschen vor, *Weitsichtigkeit* oder *Alterssicht* mehr im Alter. Beim kurzsichtigen Auge konvergiert das Bild vor der Retina, beim weitsichtigen Auge dagegen dahinter. Dies geschieht entweder dadurch, daß die Linse nicht genug Einstellungsvermögen hat oder daß der Augapfel zu kurz oder zu lang ist.

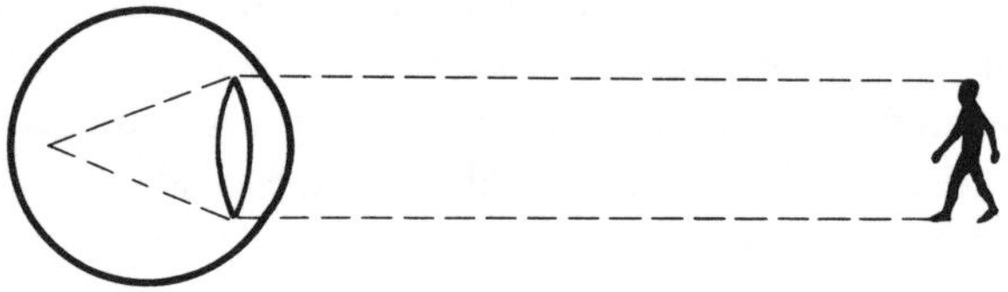

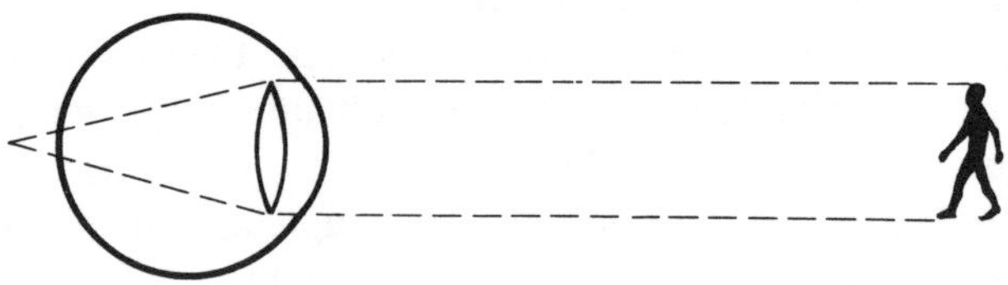

Ein kurzsichtiger Mensch kann nahe Gegenstände gut erkennen, braucht aber eine Brille für die Entfernung. Beim weitsichtigen Menschen ist es umgekehrt, er braucht eine Brille, um nahe Gegenstände zu sehen. Aber in beiden Fällen ist das Sehvermögen für alle Entfernungen mehr oder weniger beeinträchtigt. In beiden Fällen werden gewisse Entfernungen besser gesehen als andere, aber auch dann nicht mit vollkommener Schärfe.

Menschen mit *Astigmatismus* sehen die Welt etwas verzerrt da bei ihnen der ganze Augapfel, die Hornhaut oder die Linse ihre runde Form verloren haben. Dies wird gewöhnlich durch prismatische Gläser korrigiert, jedoch kann durch natürliche Methoden auch oft viel erreicht werden.

Beim *Glaukom* sind die Ausflußkanäle blockiert, und die Flüssigkeit im Augapfel steht unter überhöhtem Druck. Diese Krankheit ist besonders gefährlich, da der Druck den Sehnerv beschädigen und Blindheit verursachen kann. Da die Entwicklung ohne Schmerzen vor sich geht, wird das Übel oft erst im kritischen Stadium entdeckt, wenn das Blickfeld sich verengt. Glaukom tritt gewöhnlich später im Leben auf. Überreizte Nerven sind oft die Ursache, und anregende Drogen wie Kaffee können den Zustand verschlimmern. Auch Emotionen wie Angst, Sorge, Trauer, Streß oder der Verlust eines geliebten Menschen können zum Glaukom beitragen.

Beim *Grauen Star* wird die Linse zunehmend undurchsichtig, oft im vorgerückten Alter oder durch Diabetes. Dies ist eine biologische Veränderung in der Linse, keine krebsartige Wucherung. Daher kann man den Star durch verbesserte Ernährung und eine bessere Stoffwechselbalance in vielen Fällen wieder rückgängig machen, wie dies oft bewiesen worden ist.

Hornhaut- und Bindehautentzündungen treten an der sichtbaren Oberfläche des Auges auf. Mangelhafte Hygiene oder ein schlechter Gesundheitszustand können dabei eine Rolle spielen. Dasselbe gilt auch für das *Gerstenkorn,* eine Entzündung der kleinen Drüsen am Rand der Augenlider.

Beim *Schielen* sind die Sehachsen der beiden Augen nicht aufeinander abgestimmt. Dieser Augenfehler kann schon bei der Geburt vorhanden sein. Die Ursache liegt in den meisten Fällen nicht in den Augenmuskeln, sondern in einem mangelnden Konzentrationsvermögen, das durch Übungen verbessert werden kann.

Manche Menschen sehen winzige *wanderne Mikroben* in ihrem Blickfeld, wenn sie eine weiße Oberfläche oder den Himmel betrachten. Die Flecke sind gewöhnlich harmlos und beeinträchtigen nicht die Sehfähigkeit. Es gibt über ihren Ursprung verschiedene Theorien. Manche Fachbücher behaupten, daß die Flecke durch Abfallstoffe in der Flüssigkeit im Inneren des Auges entstehen. Andere sind der Meinung, daß sie durch Spannungen im Sehzentrum des Gehirns hervorgerufen werden. Die letztere Theorie scheint dadurch bestätigt zu werden, daß die Flecken gewöhnlich dann verschwinden, wenn die Augen scharf auf einen bestimmten Gegenstand gerichtet sind. Wenn die Augen dagegen »ins Leere starren« oder formlose weiße Gegenstände betrachten, vermehren sich die Flecken wieder. Außerdem beschweren sich hauptsächlich nervöse oder stark intellektuelle Menschen über dieses Problem. Die in diesem Buch beschriebenen Entspannungsmethoden bringen die Flecken weitgehend zum Verschwinden.

Die verbesserte Bates-Methode

Bates wandte sein medizinisches Wissen im holistischen (ganzheitlichen) Sinne an. Anstatt jeweils nur einen körperlichen Mangel des Patienten zu behandeln, betrachtete er alle körperlichen und geistigen Aspekte der ganzen Person. Er hatte ein intuitives Verständnis für das Zusammenwirken von Geist und Körper. Durch dieses Einfühlungsvermögen und seine jahrelangen wissenschaftlichen Experimente entwickelte er sich zu einem der wenigen Pioniere der modernen Medizin.

Vor seinem Studium der Augenheilkunde erhielt er eine allgemeine medizinische Ausbildung an einer amerikanischen Universität von Weltruf (Cornell University). Einige Jahre arbeitete er in einem Forschungsinstitut, wo er unter anderem den Extrakt entdeckte, der heute als Adrenalin bekannt ist. Danach war er als Augenspezialist in New York tätig. Im Alter von sechsundzwanzig Jahren wurde er Professor der Augenheilkunde. Fünf Jahre später gab er diesen einträglichen Posten auf, um selbständige Forschungen auszuführen, aufgrund derer er dann seine revolutionären Theorien formulierte.[8] Er kam zu dem erstaunlichen Schluß, daß Sehfehler gewöhnlich auf ein mangelndes Gleichgewicht im Geist-Körper zurückzuführen sind und daß dies sich wiederum fast immer in geistiger Verspannung äußert. Entsprechend können Sehfehler dann auch durch Entspannung korrigiert werden.

Seine Nachfolger haben die Theorie noch erweitert. Aldous Huxley betonte zum Beispiel die psychologischen und philosophischen Seiten des Sehens, und Harry Benjamin wies auf die Bedeutung der Ernährung und der Lebensgewohnheiten hin.

Ich schrieb das vorliegende Buch, weil ich fand, daß in der Bates-Methode gewisse ungenutzte Möglichkeiten verborgen liegen, nämlich die Wirkung des verbesserten Sehvermögens auf das geistige und körperliche Wohlbefinden. In dem Buch von Bates fand ich beispielsweise Sätze wie die folgenden:

Sobald sich die Augen entspannen, entspannen sich auch der Geist und der Körper.

Als sich bei ihr nach monatelangem Training zentriertes Sehen einstellte, kam es ihr vor, als ob ein großes Gewicht von ihr genommen war.

Nachdem er wieder normal sehen konnte sagte er: »Doktor, ich verdanke Ihnen die Wiederherstellung meines Sehvermögens. Was Sie jedoch für meinen Geist getan haben ist noch viel wichtiger.«

Dann konnte er die Testkarte klar und deutlich sehen, und er empfand sofort ein Gefühl enormer Erleichterung. Die bisherige Verspannung verschwand plötzlich, und in allen Körperteilen stellte sich ein wunderbares Gefühl der Entspannung ein.

Im Laufe seiner Untersuchungen entdeckte Dr. Bates zu seiner Überraschung immer wieder, daß das Sehvermögen eng mit dem Denkvermögen zusammenhängt. Alle Aspekte der geistig-seelischen und körperlichen Gesundheit werden günstig beeinflußt, wenn die Augen optimal funktionieren. Sogar die anderen Sinne des Gehörs, Gefühls, Geschmacks und Geruchs verbessern sich, wenn die Augen anfangen, besser zu sehen. Alle körperlichen Vorgänge scheinen besser zu funktionieren, einschließlich der Atmung und der Verdauung. Jegliche vorhandenen funktionellen und organischen Störungen werden günstig beeinflußt. Besonders fällt auf, daß die Denkfähigkeit, die Erinnerung und das Vorstellungsvermögen enorm verbessert werden.

Durch die Ergebnisse wurde ich dazu veranlaßt, das vorliegende Buch zu schreiben, in dem ich mich weitgehend mit den erwähnten Begleiterscheinungen befasse: bessere Gesundheit, Vitalität und erhöhte Leistungskraft, ein Gefühl des geistigen und körperlichen Wohlbefindens, erhöhte Fähigkeiten des Denkens, Vorstellens und Erinnerns – und eine erhöhte Entspannungs- und Leistungsbereitschaft.

Kritiker der Bates-Methode sind der Meinung, daß sie nicht wirksam sein könne, da sie auf einer fehlerhaften Theorie beruhe. In den meisten Lehrbüchern steht, daß die Augen sich durch Veränderung der Linsenform auf verschiedene Entfernungen einstellen. Da die Linsen mit fortschreitendem Alter härter werden und Weitsichtigkeit verursachen, wird angenommen, daß ein solcher Mangel nur durch Brillen korrigiert werden kann.

Bates hatte jedoch so viele Menschen verschiedenen Alters von der Weitsichtigkeit und der Alterssicht durch seine Methoden befreit, daß er die vorherrschende Theorie nicht akzeptieren konnte. Er kam zu dem Schluß, daß sich die Augen auch durch ein Verlängern oder Verkürzen des Augapfels auf verschiedene Entfernungen einstellen können, beziehungsweise daß sie jedenfalls diese Fähigkeit erlernen können. Er erklärte, daß die äußeren Rectus-Muskeln durch Übung dazu gebracht werden können, die Form des Augapfels um ein weniges zu verändern. Durch Entspannung eines Muskelpaares und Spannung eines anderen Paares kann die Länge des Augapfels um den Bruchteil eines Milimeters geändert werden, wodurch dann das Bild genau auf die Retina fällt.

Wenn man durch Übung lernen kann, mit den Ohren zu wackeln oder die Nasenflügel zu bewegen, warum sollte man dann nicht in der Lage sein, die relative Spannung des Rectus-Muskeln zu beeinflussen? Wenn man die Muskeln langsam und auf richtige Weise trainiert, können sich die entsprechenden Nervenbahnen im Gehirn bilden. Aber solange die Menschen glauben, daß Sehfehler nur durch Brillen korrigiert werden können, werden die Augen gar nicht versuchen, ohne diese »visuellen Krücken« auszukommen.

Dr. Bates war ursprünglich auch alterssichtig. Seine Augen konnten sich nicht mehr auf verschiedene Entfernungen einstellen, und er mußte ein kleines Sortiment von Brillen mit sich herumtragen. Es war ihm klar, daß seine Theorie nicht anerkannt werden würde, solange er seine eigene Alterssicht nicht korrigieren konnte. Solange er eine Brille trug, war er ein lebendes Beispiel für den Mißerfolg seiner Theorie.

Er konsultierte verschiedene Augenspezialisten. Das Urteil war immer das gleiche: »Die Linsen in Ihren Augen sind steinhart. Niemand wird Ihnen helfen können.« Dann wandte er sich an einen Nervenspezialisten, der wiederum seine Kollegen zu Rate zog. Auch hier wurden ihm keine brauchbaren Ideen geboten. Nachdem er seinen eigenen Fall gründlich studiert hatte, entdeckte er, daß seine Augen sich doch in gewisser Hinsicht in unterschiedlicher Weise einstellen konnten, aber niemals auf die richtige Weise. Er entwickelte dann verschiedene Methoden, um seine Augen umzuerziehen; nach sechs Monaten konnte er bereits die Zeitung ohne Brille lesen. Ein Jahr später war er sogar in der Lage, auf Entfernungen zwischen zehn und fünfzig Zentimetern scharf zu sehen.

Soviel Zeit brauchte er später jedoch selten, um seinen Patienten zu helfen. In einigen Fällen konnte er deren Sehfehler innerhalb einer Stunde korrigieren. Ein Patient hatte wegen Alterssicht seit zwanzig Jahren eine Brille getragen. Als er nach fünfzehn Minuten Behandlung bereits viel besser sehen konnte, glaubte er zuerst, daß Dr. Bates ihn hypnotisiert hatte. Solche »Wunderkuren« gab es natürlich selten, und in neun von zehn Fällen erstreckte sich die Behandlung über mehrere Monate.

In seinem Buch *Die Kunst des Sehens*[9] berichtet Aldous Huxley, daß er im Alter von sechzehn Jahren durch Flecke auf der Hornhaut und andere Komplikationen fast blind war. Für anderthalb Jahre konnte er nur die Braille-Blindenschrift zum Lesen benutzen und konnte nicht ohne Führung laufen. Langsam lernte er, mit einem Vergrößerungsglas zu lesen, und nach einigen Jahren gewöhnte er sich an eine starke Brille. Überanstrengung der Augen und die damit verbundene geistige Erschöpfung waren ein ständiges Problem. Im Alter von fünfundvierzig Jahren begann sein Sehvermögen abermals, immer mehr nachzulassen.

Zu dieser Zeit hörte er zufällig von der Bates-Methode. Er lernte eine Lehrerin dieser Methode kennen, die auf diesem Gebiet viel Erfolg hatte. Wenige Monate nach Beginn der Behandlung konnte er bereits ohne Brille lesen, und die bisherige Verspannung und Erschöpfung verschwanden auch. Sogar die Flecke auf der Hornhaut lösten sich größtenteils auf.

Aldous Huxley, der weltberühmte Autor von über dreißig Büchern und Theaterstücken, war zweifellos einer der großen Geister des Jahrhunderts. Er hatte die Gewohnheit, den Problemen auf den Grund zu gehen. In bezug auf die Augenheilkunde kam er zu dem Schluß, daß viele Schulmediziner das Sehtraining ablehnen, weil sie sich nur mit dem Augapfel selbst beschäftigen. Sie schenken dem geistigen Aspekt des Sehens keinerlei Beachtung, obwohl die Augen letztenendes ein Teil des Gehirns sind.

Huxley wurde von mehreren berühmten Augenärzten behandelt. Keiner von ihnen deutete an, daß der Sehvorgang auch eine geistige Seite hat. Keiner von ihnen wies darauf hin, daß es richtige und falsche Arten des Sehens gibt. Zwar untersuchten sie seine Augen mit der größten Geschicklichkeit und beschrieben genau die Symptome seiner Krankheit. Aber dann gaben sie ihm ein paar künstliche Linsen und ließen ihn gehen. Es war ihnen völlig gleichgültig, ob er seine Augen und seinen Geist richtig ober falsch benutzte.

Ärzte haben auf die Tatsache hingewiesen, daß eine Umerziehung der Augen Zeit braucht und daß der Erfolg nicht garantiert werden kann. Die Methode setzt den Willen zum Lernen voraus sowie auch starke Motivation, Geduld, Ausdauer und ein tiefes Vertrauen in die heilenden Kräfte des Körpers. Manchen Menschen scheint einfach die eine oder andere dieser Eigenschaften zu fehlen, und man bemüht sich auch weder in der Schule noch sonstwo, sie zu entwickeln. Solange keine vereinfachten Methoden das Seh-Training entwickelt und allgemein gelehrt werden, wird sich daran kaum etwas ändern. Die meisten Menschen werden sich in ihrer Unwissenheit beim ersten Anzeichen verringerten Sehvermögens eine Brille kaufen, und die Optiker werden ihnen die Brillen auch mit größter Genugtuung verkaufen.

Brillen, Kontaktlinsen, Sonnenbrillen

Gegenwärtig benutzen 52 % der US-Bevölkerung Brillen oder Kontaktlinsen, und diese Zahl wird vermutlich in den kommenden Jahren laufend steigen. Von den übrigen 48 % werden die meisten später im Leben von künstlichen Linsen auch Gebrauch machen. Wie jedes andere Wunder der Technik können Brillen ein Segen sein, aber sie können auch zum Fluch werden. Menschen mit ernsten Sehfehlern können sie mit großem Vorteil anwenden, aber gleichzeitig muß man zugeben, daß solche Linsen sich letztlich ungünstig auf die Augen der meisten Menschen auswirken. Im besten Falle sind sie ein notwendiges Übel. Sie beeinträchtigen die selbstregulierenden Kräfte in den Augen und im Geist. Sobald die Augen sich einmal an Brillen gewöhnt haben, geben sie den Versuch auf, sich verschiedenen Entfernungen anzugleichen, und der Sehfehler wird dadurch zum Dauerzustand. Jegliche unbewußten Versuche der Augen, zum Normalzustand zurückzukehren, werden nun vereitelt, da normal sehende Augen durch die Linsen hindurch alles verschwommen sehen.

Menschen, die gerade ihre erste Brille gekauft haben können feststellen, daß sich ihr Sehvermögen innerhalb weniger Wochen schnell verschlechtert. Vorher konnten sie ohne Brille noch ganz gut sehen, aber jetzt sieht die Welt noch verschwommener aus. Andererseits können Leute, die ihre Brille verlieren oder zerbrechen, feststellen, daß sie nach einer Woche ohne Brille besser sehen.

Man kann Brillen mit Krücken vergleichen: Sie machen

ein schwaches Organ brauchbarer, aber sie schwächen es auf die Dauer noch mehr. Es gibt Menschen, die Krücken oder Brillen tragen müssen, weil ihre Organe von Geburt an oder durch Erbanlage fehlerhaft sind. Die Augen der meisten Menschen fallen jedoch nicht in diese Kategorie. Fast immer findet man den Grund von vermindertem Sehvermögen im gestörten Gleichgewicht des Geist-Körpers. Wenn Brillen die Augen wirklich verbessern könnten, würde man nach einiger Zeit besser ohne sie sehen können. Gewöhnlich geschieht jedoch das Gegenteil, und man muß die Linsen von Zeit zu Zeit durch stärkere ersetzen.

Viele Lehrbücher der Ophthalmologie betonen, daß die Augen durch Brillen weder besser noch schlechter werden. Gleichzeitig geben einige von ihnen zu, daß man die schwächstmögliche Brille verschreiben sollte, um die Verschlechterung des Sehvermögens nicht zu beschleunigen. Sie sagen also mit anderen Worten, daß sich durch starke Linsen das Sehvermögen schneller verschlechtert. Außerdem geben sie zu, daß die Fähigkeit der Augen, sich den Entfernungen anzupassen, oft durch Müdigkeit, Launen oder Nervosität beeinflußt wird. Mit solchen widersprüchlichen Feststellungen bestätigen und verurteilen sie zur gleichen Zeit die Bates-Methode, und sie können sich nicht erklären, warum diese Methode Hunderttausenden von Menschen geholfen hat.

Man kann viele Nachteile des Brillentragens anführen, die teilweise auch für Kontaktlinsen gelten. Brillen begrenzen zum Beispiel den Sichtbereich auf das Feld, das durch die Gläser gesehen wird. Sie verändern die Größe des betrachteten Gegenstandes: Im Fall der Weitsicht erscheint der Gegenstand größer, im Fall der Kurzsichtigkeit kleiner. Die Farben erscheinen verblaßt oder verändert. Die Durchsichtigkeit der Linsen wird durch Staub, Dunst oder andere Verunreinigungen beeinträchtigt, was öfteres Putzen nötig macht. Im Straßenverkehr werden nicht selten Unfälle dadurch verursacht, daß das Blickfeld eines Menschen durch seine Brille begrenzt ist. Dazu kommt noch, daß eine Brille das Gesicht immer mehr oder weniger verunziert, wenn auch die Reklame der Linsenfabrikanten uns vom Gegenteil zu überzeugen sucht. Kaum jemand wird im Ernst behaupten wollen, daß brillentragende Menschen intelligenter und erfolgreicher aussehen, als dies in den Inseraten angedeutet wird. Kinder empfinden da natürlicher; sie wollen in der Schule nicht mit der Brille gesehen werden. Aber manche Erwachsenen fühlen sich »nackt« ohne Brille, und für sie wäre vielleicht ein Rahmen mit ungeschliffenen Gläsern eine Lösung.

Ein weiterer Nachteil des Brillentragens wurde entdeckt, nachdem Dr. Bates seine Untersuchungen abgeschlossen hatte. Es handelt sich dabei um die Qualität des vom Auge aufgenommenen Lichtes. Wie im nächsten Kapitel erklärt werden wird, brauchen die Augen das voll-spektrale Tageslicht. Durch Glas jeder Art werden jedoch gewisse Wellenlängen ferngehalten, und das Spektrum wird verzerrt. Sonnenbrillen haben weiterhin den Nachteil, daß die Pupillen sich bei starkem Licht nicht zusammenziehen und zu viele unerwünschte Strahlen durchlassen. Obwohl jetzt in manchen Geschäften vollspektrale Sonnenbrillen angeboten werden, sind normalerweise sonnenschützende Mützen oder Schirme vorzuziehen. Sonnenbrillen werden nur dann nötig, wenn das Licht von unten her (Wasser oder Schnee) reflektiert wird. Menschen mit normalem Sehvermögen finden das Tageslicht sowieso kaum irritierend, es sei denn, sie fühlen sich vorübergehend krank oder nervös.

Kontaktlinsen erfreuen sich wachsender Beliebtheit, da sie weniger lästig und entstellend wirken. Obwohl sie viel mehr kosten als Brillen und sorgfältig gepflegt werden müssen, werden sie von vielen vorgezogen. Ein Paar »weiche Linsen« kostet noch mehr (über 500 Mark) und muß nach ein oder zwei Jahren ersetzt werden. Leider wird durch alle Kontaktlinsen die Spannung um das Auge noch weiter erhöht, die bei allen Sehfehlern ohnehin vorhanden ist. Außerdem trägt man Kontaktlinsen normalerweise den ganzen Tag, während man eine Brille leicht zeitweise abnehmen kann, um die Augen zu entspannen und zu bewegen. (Bei allen in diesem Buch beschriebenen Übungen müssen Linsen und Brillen übrigens abgenommen werden.)

Die Hersteller und Verkäufer optischer Linsen werden die Bates-Methode nicht akzeptieren können. Ihr Geschäft macht sich gut bezahlt, und sie möchten nicht gerne hören, daß ihre Produkte nutzlos oder sogar schädlich sein könnten. Sie können auf die Tatsache hinweisen, daß ein großer Bedarf für ihre Waren besteht und daß die meisten Menschen keine Zeit für ein Seh-Training haben. Kaum jemand hat von der Bates-Methode gehört, und wer davon hört, ist in der Regel gar nicht daran interessiert. Dieser Gedankengang entspricht weitgehend auch der Wahrheit, vor allem weil Brillen und Linsen durch kostspielige Werbefeldzüge angepriesen werden, während die Bates-Methode nicht empfohlen wird, da sich mit ihr »nichts verdienen läßt«. (Gegenwärtig wird das Seh-Training in großem Rahmen nur in einem Land angewandt: in China).

Aber auch Augenärzte, bei denen kein wirtschaftliches Interesse vorliegt, lehnen oft die Bates-Methode aus anderen Gründen ab. Ihre Patienten erwarten eine schnelle Korrektur ihrer Sehfehler, und dafür gibt es ihrer Meinung nach eben nur ein Mittel, nämlich die Brille. Der Spezialist ist seiner Ausbildung gemäß nur an den Augen interessiert, und er hat auch meist keine Zeit, dem Patienten das komplexe Verhältnis zwischen Augen, Körper und Geist zu erklären. Selbst wenn er die Zeit hätte, würde der

Patient wahrscheinlich nicht für eine gründliche Diagnose und langwierige Behandlung zahlen wollen. Letzten Endes läuft es immer darauf hinaus, daß der Patient die von Aldous Huxley beschriebene Behandlung erfährt: »... sie gaben mir ein paar künstliche Linsen und ließen mich gehen.«

Wie das Licht auf die Augen wirkt

Die Augen sehen am besten bei normalem Tageslicht. Wenn sie mehrere Monate kein Licht empfangen, erblinden sie zeitweise. Das gleiche geschieht, wenn sie direkt in die Sonne blicken. Pferde, die in dunklen Bergwerksstollen gehalten werden, verlieren bald das Sehvermögen; und fast nach jeder Sonnenfinsternis hört man von Leuten, die durch das Betrachten der Sonne blind geworden sind.

Normale Augen brauchen ein gesundes Gleichgewicht zwischen Licht und Schatten, zwischen Tag und Nacht. Das Licht der Sonne regt die Nerven in der Retina an und erhöht den Blutkreislauf in den Augen. Andererseits brauchen die Augen auch Ruhe während der Nacht. Im Laufe der Evolution durch Millionen von Jahren haben sich die Augen diesem Zyklus angepaßt, und es besteht kein Grund zur Annahme, daß die Augen vor dem Sonnenlicht geschützt werden müssen.

Aber Menschen mit Sehfehlern finden Licht besonders irritierend, und deshalb werden Sonnenbrillen immer beliebter. Es gilt als »modern«, sich vor den »schädlichen« Strahlen zu schützen, und die Hersteller von Sonnenbrillen unterstützen diese Illusion, indem sie Reklameschönheiten mit Brillen in ihren Inseraten abbilden.

Lichtempfindlichkeit ist gewöhnlich das erste Anzeichen von Streß oder Krankheit, was oft an einer »bedrückten« Körperhaltung sichtbar wird. Dabei wird der Kopf vorgestreckt und der Nacken belastet; die Augenlider verspannen sich, und das Weiße unterhalb der Iris wird sichtbar. In

Japan nennt man diese geistig-körperliche Haltung »sanpaku«, und man glaubt, daß ein Mensch dadurch alle möglichen Unfälle und Konflikte provoziert. Dies wird durch die Bates-Methode bestätigt, die durch Entspannung der Augen allgemein gesundheitsfördernd wirkt. Wenn die Verspannung über Monate und Jahre anhält, versteift und verkrümmt sich das Rückgrat.

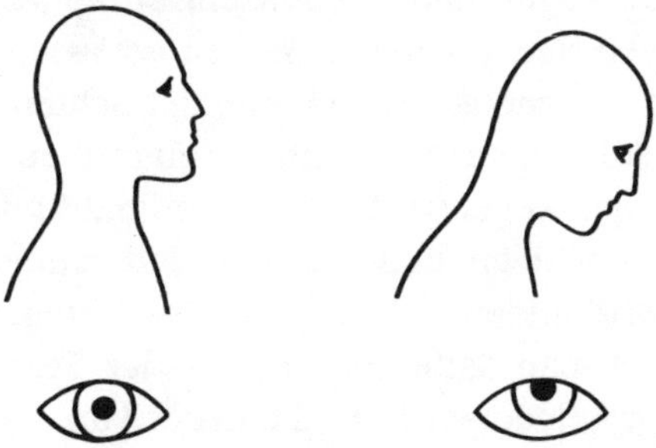

An besonders hellen Tagen oder wenn starkes Licht von unten her reflektiert wird (durch Schnee oder Wasser), brauchen die Augen manchmal etwas Schutz, wie im neunten Kapitel bereits erwähnt. Ebenso sind die Augen besonders empfindlich, wenn der Körper oder Geist durch Krankheit, Alkohol, Medikamente, nervlichen Streß usw. belastet ist.

Bei hellem Licht können die Augen nur dann scharf und mühelos sehen, wenn sie gesund und entspannt sind. Erstaunlicherweise trifft dasselbe auch für schlechte und ungünstige Beleuchtungsverhältnisse zu. Dr. Bates entdeckte, daß Menschen mit gutem Sehvermögen kleingedruckten Text auch bei schlechtem Licht und in sich bewegenden Fahrzeugen mühelos lesen können. Tatsächlich ergab sich, daß das Lesen unter ungünstigen Bedingungen gut für die Augen ist, *solange diese entspannt bleiben.* Der Grund dafür ist, daß man kleine Buchstaben bei schlechtem Licht nur dann lesen kann, wenn die Augen mühelos funktionieren. Gut beleuchtete große Buchstaben kann man dagegen auch mit schlecht funktionierenden Augen lesen. Ungünstige Bedingungen stellen eine Herausforderung für die Augen dar, während Idealbedingungen leicht zum verspannten und unscharfen Sehen verführen. Das gleiche gilt auch für das Lesen in ungewohnten Körperhaltungen oder im Bett. Die Augen und die Sehzentren im Hirn können sich vielen verschiedenen Situationen anpassen, und man kann das als ein nützliches Training betrachten.

Natürlich sollte man dies nicht zu weit treiben, besonders wenn die Augen gegenwärtig nicht optimal funktionieren. Dann können nämlich die schlechten Bedingungen noch zu der bereits vorhandenen Verspannung beitragen. Normalerweise sollte man dafür sorgen, daß der Text (oder Gegenstand) gut beleuchtet ist und daß der Hintergrund nicht ganz im Dunkeln liegt. Die Lichtquelle sollte beispielsweise hinter und über der Person sein und nicht direkt in die Augen strahlen. Bei Fernsehapparaten sollte der Hintergrund auch etwas beleuchtet sein. Beim Lesen im Freien sollte der Text im Schatten liegen. Wenn man bei Tageslicht im Haus liest oder arbeitet, sollte man nahe am Fenster, aber mit dem Rücken zum Fenster sitzen, so daß der Text gut beleuchtet ist.

Bezüglich der Qualität des Lichtes haben Forscher kürzlich entdeckt, daß der Körper das volle Spektrum des Sonnenlichtes braucht, und zwar nicht durch Fenster oder andere Glasscheiben beeinträchtigt. Sonnenlicht braucht der Körper nicht nur, um Vitamin D zu produzieren, durch das die Knochen stark und elastisch bleiben, sondern auch um die lichtempfangenden Zellen in den Augen anzuregen. Nur ein kleiner Teil des Sonnenspektrums ist sichtbares »Licht«, aber die unsichtbaren Strahlen treten auch in das Auge ein. Dort treffen sie auf die Retina, die Nervenimpulse an verschiedene Gehirnteile weiterleitet, unter anderem auch an die Zirbeldrüse und Hypophyse, die den Stoffwechsel regulieren. Dutzende von Forschungslaboratorien beschäftigen sich jetzt mit der Wirkung des Lichtes auf den Körper, unter ihnen auch das Center for Light Research und das Laboratory for Environmental Physics in den Vereinigten Staaten. Das erstgenannte Institut wurde von Dr. John Ott begründet, einem Pionier auf diesem Gebiet. Er drehte mehrere Zeitraffer-Filme, die zeigen, welche Wirkung verschiedene Arten von Licht auf den Wachstumsprozeß der Pflanzen haben. In diesen Filmen sieht man auf faszinierende Weise, wie die unter Kunstlicht oder unter Glasfenstern wachsenden Pflanzen ausnahmslos Mangelerscheinungen aufweisen. Bei einigen fehlten die Blumen oder Samen, andere hatten nur farblose Blätter, und manche wuchsen überhaupt nicht. Gewisse Pflanzen wurden in der Nähe eines Farbfernsehgerätes aufgestellt, wo sie zusätzliche Mangelerscheinungen entwickelten. Als Ratten und Meerschweinchen denselben Bedingungen ausgesetzt wurden, litten die meisten nach einiger Zeit an Haarausfall, Impotenz, Neurose, Apathie usw.[10]

Gewöhnliches Sonnenlicht, das wir bisher als selbstverständlich hingenommen haben, stellt sich langsam als lebenswichtiger »Nährstoff« heraus. Ebenso wie manche Leute an Unterernährung oder Vitaminmangel leiden, wird man zukünftig auch sagen, daß gewisse Menschen an »Strahlenmangel« leiden. Vor fünfzig Jahren wurde entdeckt, daß Mangel an Sonnenlicht Rachitis verursacht. Bis dahin hatte diese Krankheit Millionen von Kindern durch Knochenerweichung zu Krüppeln gemacht. Jetzt können wir zur Liste der durch Sonnenmangel verursachten Krankheiten eine ganze Reihe von geistig-körperlichen Störungen hinzufügen.

In Zukunft wird man mehr von den neuentwickelten

Lampen Gebrauch machen, die das volle Spektrum erzeugen und die sich zuhause und am Arbeitsplatz segensreich auswirken werden. Glasfenster werden zunehmend durch Plexiglas und andere Kunststoffe ersetzt, die das Sonnenlicht ungehindert durchlassen. Das gleiche gilt für Brillengläser, die man jetzt bereits durch besonderes Voll-Spektrum-Material ersetzen kann. Außerdem werden die Menschen dafür sorgen, daß sie mehr Zeit im Freien verbringen.

Das Sehvermögen von Kindern

Vielen Lehrbüchern zufolge besteht die Hauptfunktion der Augen darin, ferne Gegenstände zu sehen. Das lange Betrachten von nahen Gegenständen wirke sich ungünstig auf sie aus. Unsere Vorfahren brauchten ihre Augen zum Jagen und um Raubtiere und Feinde rechtzeitig zu entdekken, nicht aber zum Lesen oder zur Anfertigung kleiner Dinge. Fehlsichtigkeit sei also der Preis, den wir für die Vorteile der Zivilisation bezahlen müssen.

Diese Theorie wird weiterhin zitiert, obwohl sie schon vor Jahrzehnten als falsch erkannt worden ist. Die meisten primitiven Stämme und Völker beschäftigen sich stundenlang mit nahen Gegenständen, wenn sie Nahrung vorbereiten und essen, und auch beim Weben, Töpfern und bei der Fertigung von Waffen, Schuhen, Hütten usw. Aber der entscheidende Punkt ist, *wie* sie dies tun. In ihrer Jugend werden sie nicht wie heute unsere Kinder gezwungen, den halben Tag auf der Schulbank sitzend zu verbringen. Sie müssen nicht unter Strafandrohung Dinge auswendig lernen, die ihnen langweilig und bedeutungslos erscheinen. Sie werden nicht wie Schafe in großen strukturlosen Gruppen von autoritären Lehrern unterrichtet. Sie finden sich nicht in einer Lernsituation, die Unehrlichkeit und Unterwürfigkeit belohnt und die den Lehrer nervös und frustriert macht. Nach dem Unterricht zu Hause sehen sie sich nicht versucht, weitere Stunden sitzend vor dem Fernsehapparat zu verbringen, wo sie oft von der Gewalttätigkeit und Sinnlosigkeit des Lebens überzeugt werden.

Wenn Kinder von primitiven Stämmen solchen Bedingungen ausgesetzt werden, entwickeln sie gewöhnlich innerhalb weniger Wochen Sehfehler und müssen Brillen tragen. Schuld daran ist nicht, daß sie zuviel lesen, sondern daß sie unter pausenlosem Streß leben müssen. Lehrer haben oft beobachtet, daß ihre Schüler die Tafel an der Wand bei Schulanfang gut sehen können, daß aber ihr Sehvermögen dann im Laufe der Wochen langsam abnimmt. Dr. Bates berichtete von einer Lehrerin, die ihren Schülern den Sehvorgang erklärte und Sehübungen mit Hilfe einer Testkarte an der Wand demonstrierte. Bei keinem dieser Schüler trat Fehlsichtigkeit auf.

Als die Methode jedoch in großem Rahmen in den Schulen von New York eingeführt wurde, wurde sie von vielen Lehrern unzureichend oder gar nicht angewandt, und man ließ dann das Experiment fallen. Die Methode wurde später in anderen Städten mit mehr Erfolg ausprobiert, nachdem die Lehrer besser informiert worden waren. Das durchschnittliche Sehvermögen der Schüler besserte sich dadurch wesentlich. Wenn dieses Programm weiterentwickelt und angewandt worden wäre, würden heute weniger Erwachsene Brillen tragen. Aber bald setzten sich wieder die orthodoxen Elemente in der Schulverwaltung durch. Anstatt täglich ein paar Minuten Sehübungen zu machen, stopfen die Lehrer lieber noch ein paar Brocken Schulweisheit in die Köpfe der Kinder.

Hier können die Eltern oft helfend eingreifen. Sie können feststellen, ob die Kinder in der Schule oder sonstwo Sehschwierigkeiten haben. Kinder sind sich oft ihrer Sehfehler nicht bewußt; sie können beispielsweise glauben, daß die Buchstaben auf der Tafel »nicht lesbar« sind.

Aber kann ein Mensch in der heutigen Welt ohne das nötige Schulwissen überleben? Natürlich muß er sich Wissen aneignen, und das tut er auch ganz von selbst. Kinder sind von Natur aus wißbegierig. Ebenso wie kleine Katzen haben sie den Drang, die Welt um sich zu erforschen und ihre geistigen und körperlichen Kräfte zu entwickeln. Laufend belästigen sie ihre Eltern mit »dummen Fragen«. Sie möchten wissen, wo sie herkamen, warum der Himmel blau ist, warum Erwachsene Brillen tragen, warum manche Dinge in der Badewanne schwimmen und andere sinken, warum Jungens anders aussehen als Mädchen und warum sie Spinat essen müssen. Dies sind alles Themen der praktischen Biologie, Physik, Chemie, Anthropologie usw., die beim Unterricht als Ausgangspunkte benutzt werden könnten. Nichts könnte ein Kind glücklicher machen als eine vom kindlichen Standpunkt verständliche Erklärung solcher Dinge.

Darüber hinaus lernen Kinder am besten und am leichtesten, wenn sie dem Beispiel eines von ihnen geliebten Erwachsenen folgen können. Sie lehnen es automatisch ab, sich von Menschen belehren zu lassen, die sie nicht lieben oder zumindest akzeptieren. Was sie in der Schule unter Zwang auswendig lernen, wird nicht in die Struktur ihres praktischen Wissens integriert, und nach ein paar Jahren der Zwangsbelehrung haben die Kinder ihren natürlichen Wissensdrang und ihre geistige Kreativität verloren.

Daß der Unterricht auch ohne Zwang vor sich gehen kann, wird in den vielen Schulen bewiesen, die von A. S. Neill, Rudolf Steiner und anderen angeregt wurden.[11] Sobald die Lehrer sich daran gewöhnen, das Material auf interessante Weise zu präsentieren, empfinden die meisten Kinder das Lernen als eine Freude und ein Privileg. Mehr praktisch veranlagte Kinder, die an abstraktem Wissen weniger interessiert sind, sollten Gelegenheit haben, ihre praktischen Talente anzuwenden. Der Stundenplan sollte für alle Kinder viel Zeit zum Spielen vorsehen. Mädchen entwickeln ihre mütterlichen Eigenschaften, indem sie mit

Puppen spielen, ebenso wie kleine Katzen das Mäusefangen lernen, indem sie mit Wollenknäueln spielen. Der Drang zum Spiel ist eng mit dem Wissensdrang verwandt, und man kann das eine nicht ohne das andere entwickeln.

Einstein wurde einst von seinem Lehrer gesagt, daß aus ihm nie etwas werden würde, da er am Unterricht kein Interesse zeigte. Einstein hatte jedoch ein brennendes Interesse an der Frage, wie die Kräfte der Natur zusammenwirken. Jedes Kind hat einen seiner Art entsprechenden tiefen Wunsch, der jedoch oft von unserem starren Erziehungssystem ignoriert wird.

Kinder müssen natürlich auch lernen, geduldig und fleißig zu sein. Anstrengung ist jedoch nicht dasselbe wie Verspannung. Im Gegenteil funktionieren Geist und Körper besser und mit mehr Erfolg, wenn sie nicht verspannt sind und wenn sie spontan auf ein sinnvolles Ziel gerichtet sind. Dasselbe gilt vor allem auch für die Augen. Natürlich kann Streß manchmal nicht vermieden werden. Wer sich aber gewohnheitsgemäß Tag für Tag verspannt, vermindert langsam seine Vitalität, seine Widerstandskraft und sein Sehvermögen.

Zweiter Teil

Wie sich das Sehvermögen verbessern läßt

Entspannung der Augen

Ebenso wie alle anderen Körperteile brauchen auch die Augen zeitweise Ruhe. Außerdem funktionieren sie am besten in einem Zustand der »ruhigen Wachsamkeit« oder »lockeren Dynamik«, da eine optimale Sehleistung nur durch ein kompliziertes Zusammenspiel von Millionen von Zellen, Muskeln und Nerven möglich ist. Jegliche geistige Verspannung macht sich als kleiner oder großer Sehfehler bemerkbar; und alles, was die Augen entspannt, verhilft auch zu besserem Denken.

In allen Kulturen haben die Menschen vom Nutzen der zeitweisen Zurückgezogenheit gewußt, wenn sie ihren Geist und ihr Gemüt wieder ins Gleichgewicht bringen wollten. Dieser zeitweise Ausschluß ablenkender Einflüsse kann heilend wirken. Gewöhnlich wählte man dafür ruhige Orte, wo man nicht gestört werden konnte, und man saß dort im Halbdunkel mit geschlossenen Augen.

In unserem hektischen modernen Zeitalter verlieren wir leicht den Kontakt mit dem »inneren Selbst«. Unsere fünf Sinne sind fast pausenlos an die künstlichen Reize der Umwelt gefesselt. Besonders unser Sehorgan wird oft übermäßig von unwichtigen Dingen in Anspruch genommen. All dies kann zum unausgeglichenen Leben, Denken und Sehen führen.

Eine der einfachsten und wirkungsvollsten Methoden zur Entspannung der Augen und des Geistes wird Palmieren genannt, nach dem englischen Wort »palm« für Handfläche. Die Flächen beider Hände werden dabei benutzt, um die geschlossenen Augen zu bedecken. Brillen oder Linsen werden bei allen solchen Übungen natürlich erst abgenommen. Jede Handfläche bedeckt ein Auge, ohne es jedoch zu berühren, und die Finger beider Hände kreuzen sich auf der Stirn. Dadurch wird alles Licht ausgeschlossen, was durch ein bloßes Schließen der Augenlider nicht möglich wäre.

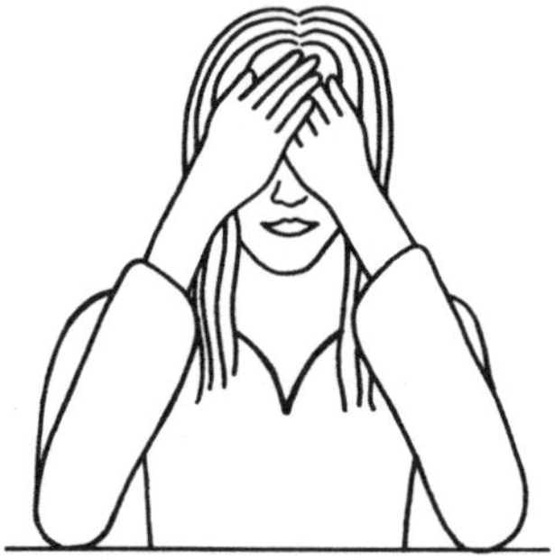

Die Wärme der Handflächen strahlt auf die Augen und erzeugt ein Gefühl der Geborgenheit und des Friedens. Manche Menschen nehmen diese Stellung instinktiv an, wenn sie sich müde oder krank fühlen. Anhänger der Naturheilmethode glauben auch, daß die Hände besondere heilende Kräfte besitzen.

Normalerweise ruhen beim Palmieren die Ellbogen auf dem Tisch, oder man sitzt im Bett und stützt sie auf ein festes Kissen. Man entspannt Körper und Geist vollkommen und stellt sich heitere, fließende Szenen vor, wie etwa fliegende Vögel, rollende Wogen, segelnde Boote, laufende Tiere oder sich im Wind wiegende Kornfelder. Um »geistiges Starren« zu vermeiden, sollen die Szenen in stetiger sanfter Bewegung bleiben.

Wenn Sie Ihre Augen während des Palmierens einige Sekunden öffnen, können Sie sie entspannt über die Buchstaben auf einer Testkarte wandern lassen. Beachten Sie besonders, wie schwarz die Buchstaben sind. Etwas Dunkleres als Druckerschwärze kann man sich kaum vorstellen. Sehen Sie, wie schwarz das große »E« links oben auf der Karte ist? Betrachten Sie alle Ecken des Buchstabens und überzeugen Sie sich von der totalen Schwärze. Schließen Sie Ihre Augen dann wieder und stellen Sie sich den Buchstaben in seiner ganzen Schwärze vor. Öffnen Sie die Augen für einen Moment und überzeugen Sie sich nochmals von der Schwärze. Fahren Sie noch einige Minuten mit dem Palmieren fort, immer vollkommen körperlich und geistig entspannt. Man kann nie zuviel Palmieren, und viele Leute haben es mit großem Erfolg stundenlang getan.

Von Zeit zu Zeit fallen Sie vielleicht aus diesem Zustand der »dynamischen Entspannung« in eine Art Dämmerzustand, wenn Ihre Augen sich spontan nach oben drehen und in dieser Stellung verbleiben. Sie schauen dann sozusagen von innen in Richtung der Augenbrauen, und dies entspannt die Augen ebenfalls. Tatsächlich sind die Augen nachts im Schlaf zeitweise aktiver als am Tage. Sie verfolgen dann aufgeregt das sich entfaltende Drama Ihrer Träume.

Dr. Bates berichtete von einem siebzigjährigen Mann, der unter Astigmatismus, Alterssicht und Grauem Star im Anfangsstadium litt. Seit zwanzig Jahren hatte er verschiedene Brillen für nahe und ferne Sicht getragen, aber nun vernebelte der Graue Star seinen Blick. Andere Augenärzte sahen die einzige Hoffnung in einer Staroperation. Dr. Bates unterwies ihn in der Methode des Palmierens und bat ihn, in einigen Tagen wiederzukommen. Der Patient war so begeistert, daß er den ganzen nächsten Tag bis in die Nacht hinein mit Palmieren zubrachte und nur ab und zu etwas Wasser trank. Er fand dies ziemlich erschöpfend. Aber als er zuletzt auf die Testkarte blickte, entdeckte er, daß er wieder normal sehen und kleinen Druck lesen konnte. Sogar die Flecke in seinen Linsen hatten sich teilweise aufgelöst. Er wurde auch in den folgenden Jahren nicht rückfällig.

Dieser Fall war durchaus keine Ausnahme, und in vielen anderen Fällen stellte sich normales Sehvermögen nach ein paar Stunden Palmieren wieder ein. Wenn es sich jedoch herausstellen sollte, daß Sie zu den wenigen Menschen gehören, denen mit Palmieren nicht geholfen ist, sollten Sie die anderen in diesem Buch beschriebenen Methoden zuerst probieren.

Ob Sie viel oder wenig palmieren, hängt von Ihrem Tagesablauf und dem Ernst Ihres Falles ab. Sie können beispielsweise während des Tages kurze Perioden einlegen oder zu einer gelegenen Zeit länger palmieren, falls Sie dies nicht langweilt. Es kann auch sein, daß Ihnen das Palmieren mehr Spaß macht, wenn Sie sich bestimmte Szenen vorstellen. Durch Experimentieren können Sie geeignete Vorstellungsbilder und eine passende Zeiteinteilung ermitteln. Ein regelmäßiges Programm wird Ihnen bessere Resultate bringen als willkürliche oder gelegentliche Versuche. Vermutlich werden Sie auch andere erwünschte Begleiterscheinungen beobachten, wie zum Beispiel die Minderung von Schmerzen oder Verspannung. Je wohler Sie sich beim Palmieren fühlen, desto länger wird dieser Zustand nachher anhalten.

Auch wenn das Palmieren wegen der Anwesenheit anderer nicht angebracht ist, können Sie durch ein bloßes Schließen der Augen und durch Vorstellung der gewohnten Szenen eine ähnliche Wirkung erzielen. Wenn umständehalber auch das nicht möglich ist, können Sie immer noch die Augen ab und zu für ein paar Sekunden schließen oder jedenfalls die Augen öfter blinzeln lassen. Außerdem können Sie feststellen, daß Sie geistig und visuell entspannter durch den Tag gehen, wenn Sie Ihre Augen weniger weit öffnen. Sie können die Welt genausogut durch halb geschlossene Augen sehen, und Sie werden auf diese Weise weniger versucht sein zu »starren«.

Aber all dies ist kein Ersatz für das eigentliche Palmieren. Zuerst mögen Sie dabei etwas ungeduldig sein oder es als Zeitverschwendung betrachten. Sie mögen glauben, daß Sie wichtigere Dinge zu tun haben, daß Zeit Geld ist, daß Sie vorwärtskommen und Erfolg haben müssen, daß Sie für die Familie sorgen müssen, usw. Wenn Sie dann durch die tägliche Hetzjagd nervös oder krank werden oder wenn sich Ihr Sehvermögen vermindert, werden Sie dies vermutlich als »Zufall« betrachten. Wenn Sie Ihr inneres Gleichgewicht verlieren und zu Hause oder bei der Arbeit eine schlechte Stimmung verbreiten, dann haben die anderen eben »Pech« gehabt. Wenn Sie Ihr Lebensziel aus dem Auge verlieren und Unfälle verursachen, dann ist das »unvermeidlich«. Aber eines Tages wird es Ihnen klar werden, daß Vorbeugen besser ist als Heilen – und daß ein paar Stunden Palmieren genügen um Ihr inneres und visuelles Gleichgewicht wiederherzustellen.

Was sehen Sie, wenn Sie sich beim Palmieren nichts besonderes vorstellen? Farbflecken, wandernde Muster, explodierende Sterne? Oder sehen Sie nach einigen Minuten nichts als völlige Dunkelheit? Wenn Sie nur schwarz sehen, bedeutet das, daß Sie optimales Sehvermögen haben. Formen oder Farben werden durch Störungen in den Sehzentren des Gehirns erzeugt, sie sind also Illusionen. Jegliche Störung des Geistes oder Körpers durch Erschöpfung, Hunger, Ärger, Sorgen usw. können solche Illusionen verursachen. Wenn Sie normalerweise scharf sehen und bemerken beim Palmieren farbige Muster, dann sind dies die ersten Zeichen irgendeiner Störung oder Krankheit. Man kann sich kaum ein besseres Mittel vorstellen, den eigenen Gesundheitszustand von Zeit zu Zeit zu überwachen. Dieses Warnzeichen ermöglicht es Ihnen, Ihre Lebensgewohnheiten zu revidieren und unerwünschte Entwicklungen zu vermeiden. In welchem Maße haben Sie heute beim Palmieren »schwarz gesehen«? Tragen Sie das Ergebnis in der entsprechenden Tabelle am Ende des Buches ein. Machen Sie auch in der Zukunft zeitweise Eintragungen, so daß Sie Ihre Fortschritte verfolgen können.

Manche Menschen sind der Ansicht, daß ihre Augen besondere Strahlen aussenden, ähnlich wie die Lichtstrahlen einer Taschenlampe (sogar Plato war davon überzeugt). Diese Ansicht wird bestätigt durch Redewendungen wie: »strahlende Augen« oder »einen Blick zuwerfen«. Aber alle solchen Strahlen bestehen nur in unserer Einbildung. Die Augen sind überwiegend passive Organe, und die Retina auf der Rückwand des Augapfels ist ebenso wenig aktiv wie eine foto-elektrische Zelle. Sogar das Einstellen auf die Entfernung geschieht unbewußt. Je mehr die Augen sich selbst überlassen bleiben, desto besser funktionieren sie. Wenn Sie sich darüber klar sind, finden Sie es leichter, ihren Geist, Körper und die Augen zu entspannen und dadurch klarer zu denken und zu sehen. In der Zukunft werden Ihre Palmierübungen noch erfolgreicher sein nachdem Sie sich davon überzeugt haben, daß Sie am besten ohne Anstrengung sehen und daß Anstrengung den Augen sogar schadet.

Sie können die Wirkung des Palmierens noch erhöhen, indem Sie die geschlossenen Augen vorher einige Minuten der Sonne oder einer Reflektorlampe aussetzen. Am besten ist dafür das direkte Licht der auf- oder untergehenden Sonne geeignet, und zwar ungehindert durch Glasfenster. Setzen Sie sich bequem hin, nehmen Sie die Brille oder Linsen ab, schließen Sie die Augen und wenden Sie Ihr

Gesicht der Sonne zu. Bewegen Sie Ihren Kopf langsam von einer Seite zur anderen und aufwärts und abwärts, so daß die Strahlen von allen Seiten auf das Gesicht fallen. Falls dies zuerst Ihre Augen irritiert und Tränen erzeugt, sollten Sie abwechselnd das eine oder andere Auge mit einer Hand bedecken. Alle Menschen mit gestörtem Sehvermögen haben eine nervöse Furcht vor der Sonne, die jedoch bei zunehmender nervlicher Entspannung abnimmt.

Wenn Sie in einer sonnenarmen Gegend wohnen oder während des Tages keine Zeit zum Sonnen haben, benutzen Sie am besten eine der speziellen 100-Watt-Reflektorlampen, die in allen Elektrogeschäften für wenig Geld erhältlich sind. Es handelt sich dabei um Birnen, deren Strahlen durch eingebaute Spiegelflächen gebündelt werden. Beim Sonnen mit der Lampe ist der Abstand kritisch. Je nach dem Zustand Ihrer Augen können Sie ihn zwischen 60 und 90 cm variieren.

Nach dem Sonnen sollten Sie Ihr Gesicht um die Augen herum sanft massieren. Widerstehen Sie jedoch der Versuchung, juckende Augen und Augenlider nervös zu reiben. Stellen Sie sich Ihre Augen im Geiste vor und »unterhalten« Sie sich mit ihnen. Lassen Sie die Augen wissen, wie sehr Sie deren unentbehrliche Mitarbeit schätzen. Geben Sie den Augen zu verstehen, daß Sie sie bewundern und lieben und daß Sie Ihr Bestes tun werden, sie mit frischem Sauerstoff und reinen Nährstoffen zu versorgen. Stellen Sie sich die Retina, die Linse, die Muskeln und andere Teile im Geiste vor. Malen Sie sich aus, wie die Millionen von lebenden Zellen emsig alle Teile instand halten und wie das Blut durch winzige Adern strömt, um die Zellen zu ernähren. Fühlen Sie, wie die Sonnenstrahlen Ihre Augen erwärmen und anregen und wie das darauf folgende Palmieren sie entspannt.

Bewegung der Augen

Die meisten Menschen glauben, daß sie zu allen Zeiten mehr oder weniger gleich gut sehen und daß sie am besten sehen, wenn sie einen Gegenstand fest anschauen. Das entspricht jedoch keineswegs den Tatsachen. Die Einstellung gesunder Augen verändert sich fortlaufend. Innerhalb einer einzigen Sekunde können sie ein Dutzend kleine Schwenkungen vollziehen. Dies entspricht der rastlosen Tätigkeit des Gehirns, mit dem die Augen eng verbunden sind. Der menschliche Geist vergleicht, ermittelt, beurteilt, sieht und erinnert in blitzschneller und unaufhörlicher Reihenfolge und vollbringt Hunderte von komplizierten Schaltvorgängen in jeder Minute.

Wenn Sie beispielsweise die Kapitelüberschrift auf dieser Seite betrachten, flitzen Ihre Augen im Bruchteil einer Sekunde über die Worte. Wenn Sie zum Fenster hinaus sehen, schwenkt Ihr Blick ebenso schnell über die Landschaft und paßt sich laufend den verschiedenen Entfernungen an. Alle diese gleichzeitigen Bewegungen werden vom Gehirn aus gesteuert und sind erstaunlich präzis, solange Gehirn und Auge fehlerlos zusammenarbeiten. Aber auch die besten Augen sehen nicht immer fehlerlos. Jede winzige Bewegung stört notwendigerweise das empfindliche Gleichgewicht im Auge. Niemand kann behaupten, daß er länger als ein bis zwei Minuten absolut fehlerfrei sieht. Eine gewisse Labilität ist beim Sehvorgang unvermeidlich.

Dies ist eine der ersten Tatsachen, die ein Mensch mit Sehfehlern begreifen muß, bevor er eine schnelle Besserung erwarten kann. Fast immer hat ein solcher Mensch die Gewohnheit zu starren, wodurch das Sehvermögen noch weiter verringert wird. Er muß also geistig und visuell beweglicher werden.

Wenn es wahr ist, daß die Augen nicht länger als ein paar Minuten fehlerfrei sehen können, dann kann man auch hinzufügen, daß fehlsichtige Augen nicht immer schlecht sehen. Bei jedem Menschen mit gestörtem Sehvermögen gibt es Augenblicke guten oder sogar normalen Sehens. Auch die Art des Sehfehlers kann sich zeitweise ändern, so daß ein weitsichtiger Mensch momentan kurzsichtig werden kann, und umgekehrt. Das Sehvermögen ändert sich unablässig. Es mag am Morgen gut und am Abend schlecht sein. Jemand kann auch einen bestimmten Gegenstand besser erkennen als einen anderen. Ein Schüler kann im Klassenzimmer so kurzsichtig sein, daß er die Tafel nicht klar sehen kann. Wenn er jedoch nachmittags Angeln geht, sieht er die Fische sehr gut. Wer vom Optiker gebeten wird, die Sehprobentafel abzulesen, wird manchmal vor Aufregung vorübergehend kurzsichtig, und es wird ihm daraufhin eine Brille verschrieben.

Davon abgesehen sollte man im Hinblick auf Brillen und Kontaktlinsen folgendes bedenken: sobald sich die Augen an die zusätzlichen künstlichen Linsen gewöhnen, versuchen sie weniger oft, auch ohne sie zu sehen. Wenn sie jedoch manchmal einen solchen Versuch machen, und es gelingt den Augen sich normal einzustellen, dann sieht die Welt durch die Linsen verschwommen aus. Die selbstregulierenden und heilenden Kräfte in den Augen werden auf diese Weise neutralisiert. Aus diesem Grunde sollte man Brillen und Kontaktlinsen so oft wie möglich abnehmen oder jedenfalls schwächere Linsen benutzen.

Wenn man einen unbekannten oder unangenehmen Gegenstand betrachtet, sehen die Augen gewöhnlich weniger scharf als sonst. Vielleicht haben Sie schon einmal bemerkt, daß Ihr Blick nach langem Aufenthalt in Museen oder Supermärkten leicht verschwimmt, weil Sie die überwältigende Vielfalt der Gegenstände nicht aufnehmen können. Dasselbe kann auch passieren, wenn Sie in einer ungewohnten Gegend reisen oder wenn Ihnen etwas Unangenehmes über den Weg kommt. Sogar laute oder ungewöhnliche Geräusche können Ihre Sehleistung verringern. Wenn Sie nach langem Landaufenthalt in die Stadt kommen, wird Ihr Blick leicht etwas verschwimmen. Ebenso werden Sie zeitweise weniger scharf sehen, wenn Sie sich bedroht fühlen oder wenn Sie sich über eingebildete Gefahren Sorgen machen. Ein jeglicher zeitweiser Verlust des geistigen oder gesundheitlichen Gleichgewichts kann Sehfehler verursachen oder verschlimmern.

Solche Störungen werden ausnahmslos von Verspannung und einer relativen Bewegungslosigkeit der Augen begleitet. Während gesunde Augen mühelos und fortlaufend über das Blickfeld wandern, bewegen sich fehlsichtige Augen in mühevollen Sprüngen. Man kann sich die Gewohnheit des scharfen und mühelosen Sehens aneignen, indem man die folgenden Übungen praktiziert: Blinzeln, Schwenken und kurze Blicke werfen.

Menschen mit gestörtem Sehvermögen bewegen ihre Augen seltener, und sie zwinkern auch nicht oft genug mit den Augenlidern. Der Augapfel und die Lider scheinen vom selben Nervenzentrum im Hirn gesteuert zu werden, das sich unter gewissen Umständen etwas verkrampfen kann. Sobald Sie sich angewöhnen, öfter mit den Lidern zu zwinkern, entspannen sich Ihre Augen. Gleichzeitig können dann die Lider auch ihre natürliche Funktion ausüben und die Augen reinigen und befeuchten. Außerdem können die Augen bei jedem Schließen einen Moment ruhen.

Wie oft blinzeln Sie in einer Minute? Fünfmal, zehnmal oder zwanzigmal? Wenn Sie alle drei Sekunden zwanzigmal pro Minute blinzeln, dann ist das ungefähr normal. Stellen Sie Ihre »Blinzelfrequenz« fest und tragen Sie das Ergebnis in die entsprechende Tabelle am Ende des Buches ein. Tun Sie dies auch in der Zukunft von Zeit zu Zeit, damit Sie Ihren Fortschritt verfolgen können.

Wenn Sie nicht oft genug blinzeln, werden vermutlich auch Ihre Atemgewohnheiten oberflächlich und unzureichend sein. Besonders beim Lesen, Autofahren oder Fernsehen »starrt« man leicht und und vergißt gleichzeitig das Atmen. Seien Sie sich auch Ihrer Augen bewußt, wenn Sie sich mit anderen Menschen unterhalten. Sie werden erstaunt feststellen, daß Sie oft Ihre Gesprächspartner anstarren oder sogar an ihnen vorbeistarren.

Nehmen Sie sich ab und zu eine volle Minute, um Ihre Augen schnell und mühelos blinzeln zu lassen. Schließen Sie Ihre Augen zwischendurch für ein paar Sekunden, und zwinkern Sie dann wieder wie ein Schmetterling. Wiederholen Sie dies mehrere Male täglich und entwickeln Sie dadurch Ihr Augenbewußtsein.

Wenn Sie einen kurzen Blick auf einen Gegenstand werfen, sehen Sie ihn oft schärfer als durch gewöhnliches Betrachten. Anstatt die Augen bewußt anzustrengen, werfen Sie mühelos Blicke und schließen die Augen zwischendurch. Dies können Sie im täglichen Leben zu Hause und bei der Arbeit praktizieren. Gewöhnen Sie sich einfach an, ein Ding im Bruchteil einer Sekunde visuell zu erfassen und es sich dann im Geiste klar vorzustellen. Dies wird Ihnen ein Gefühl der gelassenen Objektivität geben. Sie können dafür auch die Buchstaben auf der SQ-Testkarte benutzen, oder Gegenstände mit starkem schwarz-weiß Kontrast wie Würfel oder Dominosteine.

Wenn Sie Würfel benutzen, werfen Sie am besten drei oder vier gleichzeitig. Erfassen Sie dann alle Würfel mit einem kurzen Blick, schließen Sie die Augen und erinnern Sie sich an die geworfenen Zahlen. Am besten ist es, wenn eine zweite Person die Würfel wirft und sie nach einer Sekunde wieder zudeckt.

Mit Dominosteinen kann man beispielsweise drei Reihen von je drei Steinen gut sichtbar legen oder stellen. Man schließt dann die Augen und öffnet sie kurz um jeweils drei Steine visuell zu erfassen. Dabei sind sechs Kombinationen möglich, drei horizontale und drei vertikale. Nachdem die Augen wieder geschlossen sind, stellt man sich die Anordnung der Steine und der weißen Punkte möglichst deutlich vor.

Wie bereits erwähnt sehen die Augen am besten, wenn sie sich fortlaufend bewegen. Sobald sie sich länger als einen sprichwörtlichen Augenblick (den Bruchteil einer Sekunde) auf einen Punkt konzentrieren, stellen sich Verspannungen und Sehfehler ein. Wenn Sie zum Beispiel eine Minute lang den Punkt hinter dem letzten Satz anstarren, dann verschwimmt das klare Bild des Punktes in Sekundenschnelle. Wenn Sie dagegen Ihren Blick stetig um den Punkt herum und durch ihn hindurch wandern lassen, bleibt das Bild scharf.

Um den Augen eine größere Beweglichkeit anzugewöhnen, kann man verschiedene Übungen anwenden. Am besten benutzt man dazu die SQ-Testkarte, in dem man den Blick von einem Buchstaben zum anderen schwenkt. In diesem Zusammenhang muß kurz das Phänomen des zentrierten Sehens erklärt werden, das noch ausführlicher beschrieben werden wird. Es geht dabei darum, daß alle fehlsichtigen Augen nicht den Punkt am besten sehen, den sie gerade betrachten, sondern einen daneben liegenden

Punkt. Nachts betrachten sie beispielsweise einen gewissen Stern, erkennen aber den daneben gelegenen Stern besser. Wenn sie einen Buchstaben auf der Testkarte betrachten, erkennen sie die darum herum liegenden Buchstaben besser. Dies sei nur erwähnt, um darauf hinzuweisen, daß man zwischen weiter voneinander entfernten Punkten oder Buchstaben mit dem Blick hin- und herschwenken soll, wenn man die folgenden Übungen macht.

Wenn Sie die Testkarte betrachten und Ihren Blick zwischen zwei Buchstaben hin- und herschwenken lassen, werden Sie feststellen, daß beide Buchstaben deutlicher und schwärzer zu werden scheinen. Ihre Sehleistung verbessert sich also. Je mehr sich Ihre Augen wieder dem Normalzustand nähern, werden Sie auch bemerken, daß die Buchstaben in der entgegengesetzten Richtung Ihres Blickes hin- und herzuschwenken scheinen. Wenn Sie Ihren Blick nach rechts schwenken, scheint dann die Testkarte nach links zu rücken, und umgekehrt. Bei stark fehlsichtigen Augen ist jedoch das Gegenteil der Fall: die Testkarte schwenkt bei ihnen in derselben Richtung wie der Blick.

Bei den folgenden Übungen schließt man am besten erst die Augen oder palmiert einige Minuten, obwohl das Schwenken selbst sich auch entspannend auf die Augen auswirkt. Durch abwechselndes Schwenken und Palmieren kann sich eine zeitweise oder endgültige Verbesserung schon innerhalb weniger Wochen einstellen. Falls die Übungen keine merkbaren Resultate bringen, sollte man andere im Buch beschriebene Methoden zuerst anwenden.

a) Sehen Sie sich (ohne Brille) einen Buchstaben auf der Testkarte an. Lassen Sie dann Ihren Blick zu einem anderen Buchstaben schwenken, hin und her, bis beide Buchstaben deutlicher hervortreten.

b) Betrachten Sie erst einen großen Buchstaben und schwenken Sie dann herunter zu einem kleineren. Schwenken Sie etwa dreißigmal hin und her.
c) Betrachten Sie einen großen Buchstaben und schwenken Sie zwischen dessen oberem und unterem Ende, ebenfalls dreißigmal.
d) Schwenken Sie zwischen zwei Testkarten, von denen eine direkte vor Ihnen steht und die andere weiter weg an der Wand befestigt ist. Betrachten Sie dabei jeweils denselben Buchstaben auf den beiden Karten.
e) Schwenken Sie zwischen zwei Buchstaben, bis beide klar hervortreten, schließen Sie dann die Augen und schwenken Sie im Geiste weiter. Versuchen Sie dasselbe auch mit kleineren Buchstaben, dann mit noch kleineren. Manchen Menschen fällt dieses »eingebildete« Schwenken leichter als das visuelle; jedenfalls sollte man es regelmäßig tun, um die Vorstellungskraft zu stärken.
f) Lassen Sie die Augen beim Lesen um jedes Wort herum- und durch die Worte hindurchwandern.

Man kann das Schwenken natürlich auch ohne Testkarte tun. Beispielsweise kann man zwei Bücher auf dem Regal benutzen, zwei Würfel, zwei Fenster in einem entfernten Gebäude, zwei Sterne, oder auch zwei Buchstaben auf dieser Seite. Sorgen Sie beim Fernsehen dafür, daß Ihre Augen fortlaufend über den Bildschirm und um ihn herumwandern, anstatt zu starren. Verfolgen Sie auch mit Ihrem Blick die Umrisse von Gegenständen des täglichen Lebens, zu Haus, bei der Arbeit, im Verkehr, im Kino und anderswo.

Wenn Sie kurz- oder weitsichtig sind, sollten Sie so oft wie möglich zwischen nahen und fernen Gegenständen schwenken. Trainieren Sie die Anpassungsfähigkeit der

Augen, indem Sie einen Gegenstand den Augen nähern und ihn dann langsam wegbewegen. Sie können beispielsweise Ihren rechten Zeigefinger betrachten und die Hand langsam vor- und zurückbewegen, mehrere Minuten lang. Oder Sie können einen Stock zur Nase hin und wieder wegbewegen. Wenn Sie einen kleinen Ball oder eine Frucht hochwerfen und wieder auffangen, wirkt sich das auch günstig auf die Augen aus, und dasselbe gilt für das Frisbee spielen. Nach jeder Übung sollten Sie möglichst etwas palmieren.

Allgemeine Beweglichkeit

Im letzten Kapitel wurde erklärt, daß Sie am besten sehen, wenn Ihre Augen beweglich und entspannt sind. Aber Ihre Augen können nur dann wirklich beweglich sein, wenn Ihr ganzer Körper geschmeidig und flexibel ist. Fast immer sind das Starren und die Fehlsichtigkeit mit einer gewissen Steifheit des Nackens und Rückgrats verbunden.

Ebenso wie die Augen sind auch die Nervenstränge im Rückgrat Verlängerungen des Gehirns, und es bestehen gewisse Beziehungen zwischen ihnen. Chiropraktiker und andere Ärzte, die sich speziell mit dem Rückgrat beschäftigen, stellen manchmal mit Erstaunen fest, daß ein Patient nach einer Manipulation der Rückenwirbel besser sehen kann. Bei den Praktikern der »Alexander-Methode« ist es schon lange bekannt, daß besonders kurzsichtige Menschen oft unter schlechter Körperhaltung leiden und daß sich manchmal das Sehvermögen zugleich mit der Körperhaltung verbessert. Menschen, die mit wirklichen oder eingebildeten Sorgen durch das Leben gehen, entwickeln oft einen krummen Rücken mit vorgestrecktem Kopf, wodurch die Rücken- und Nackenmuskeln weiter verspannt werden. Ein Chiropraktiker beschrieb vor einigen Jahren in einer medizinischen Zeitschrift, daß er das Ausmaß psychischer Probleme eines Menschen aus einer Röntgenaufnahme seines Genicks erkennen könne.

Östliche Lehren haben schon seit Tausenden von Jahren betont, daß Beweglichkeit Leben bedeutet, während der Tod sich durch Starre ankündigt. Lao Tse beschrieb in seinem Buch *Tao Te King,* wie der Mensch weich zur Welt kommt und dann langsam immer starrer wird bis zum Ende. Beim Karate und ähnlichen östlichen Techniken wird die Tugend der Beweglichkeit und Biegsamkeit gelehrt. Indem man sich mehr wie eine Weide als eine Eiche bewegt, kann man Angriffe besser überstehen und den Gegner mithilfe seiner eigenen Kraft besiegen.

Die Yogis im alten Indien (und auch heute noch) betrachteten die Flexibilität des Rückens als Grundvoraussetzung der körperlichen und psychischen Gesundheit, und viele Yoga-Übungen beziehen sich speziell auf das Rückgrat. Sogar unsere modernen Astronauten bedienen sich solcher Übungen, wenn sie mehrere Tage in engen Raumschiffen zubringen müssen. Ihre medizinischen Berater fanden, daß der Körper seine Beweglichkeit nicht länger als 48 Stunden ohne Übungen erhalten kann und daß jeden Tag mindestens zwanzig Minuten trainiert werden muß.

Der heutige Mensch lebt in vieler Beziehung wie ein Astronaut, er sitzt fast den ganzen Tag zu Hause, bei der Arbeit oder im Verkehrsmittel, und starrt die meiste Zeit auf Papiere, Instrumente, Fernsehapparate usw. Wer so lebt und nicht die entsprechenden Ausgleichsübungen macht, darf sich über die Folgen nicht wundern. Medizinische Forschungsergebnisse beweisen ganz klar, daß die meisten unserer heutigen Krankheiten direkt oder indirekt durch Bewegungsmangel und übermäßiges Essen verursacht werden. Die moderne Lebensweise führt fast automatisch zum vorzeitigen Altern, zu Herz- und Aderbeschwerden, erhöhtem Blutdruck, Leberkrankheiten, nervlichen Problemen – und vermindertem Sehvermögen. Nicht einmal diejenigen, die heute noch körperlich arbeiten, sind vor solchen Störungen sicher. Meistens verlangt ihre Arbeitsroutine, daß sie gewisse Körperteile übermäßig belasten, während andere Teile zu wenig benutzt werden.

Neuerdings wird Dauerlauf (jogging) wieder als eine Art Allheilmittel gegen Zivilisationskrankheiten angepriesen. Solange der Körper dabei nicht überlastet oder verkrampft wird, ist Laufen zweifellos anzuraten. Der berühmte Herzspezialist Dr. Christian Barnard bezeichnete es jedoch als eine »gefährliche Manie, die zum Herzschlag führen kann«. Eine entspanntere und ausgeglichenere Version des Laufens ist das Hüpfen. Diese Übung ist so alt wie die Menschheit, und man kann oft Kinder beim Hüpfen beobachten, auf der Straße, auf der Wiese oder auch zu Hause. Bei ihnen ist das ein Ausdruck der Freude, wenn sie in einer Art Doppelschritt-Tanz dahinhüpfen: von einem Bein aufs andere, rechts, links – links, rechts – rechts, links – usw. Man braucht dafür nicht viel Platz und man kann sogar auf der Stelle hüpfen. Allen Kindern im Alter von 5 bis 90 macht das Spaß. Während andere Übungen oft als langweilig und ermüdend empfunden werden, fühlt man sich beim Hüpfen (und danach) ganz munter. Im Anfang kann einem diese Übung ungewohnt vorkommen, obwohl sie sicher jeder Mensch in der Kindheit praktiziert hat. Nach ein paar Tagen gewöhnt sich der Körper jedoch daran, und nach einigen Wochen kann man mühelos bis zu zehn Minuten hüpfen.

Schwingen im Stehen

Diese Übung entspannt und bewegt die Wirbelsäule auf angenehme Weise. Man stellt sich dabei möglichst draußen in der frischen Luft oder vor dem geöffneten Fenster hin. Die Füße stehen etwa 40 cm voneinander entfernt, und die Arme hängen locker herab. Dann beginnt man, sich langsam drehend hin- und herzubewegen, wobei der Geist, der Körper und die Augen ganz entspannt sein sollen.

Um den richtigen Rhythmus herauszubekommen, zählen Sie am besten »einundzwanzig« mit jeder Schwingung, »einundzwanzig« nach rechts, »einundzwanzig« nach links usw. Ihr ganzer Körper, Nacken und Kopf drehen sich dabei leicht hin und her, und am Ende jeder Drehung blicken Sie ganz von selbst hinter sich. Wenn Sie sich nach rechts wenden, hebt sich der linke Hacken spontan um einige cm, und umgekehrt. Ihre Augen sind völlig entspannt und versuchen nicht, irgend etwas Bestimmtes zu sehen. Lassen Sie die Welt einfach mit jeder Wendung an sich vorbeihuschen. Nach einigen Minuten werden Sie den Schwung heraushaben und mühelos weitermachen. Sie werden dann merken, daß sich diese Übung beruhigend auf das ganze Nervensystem und die Augen auswirkt. Schwingen Sie so oft Sie können, zwei- oder dreimal täglich, bis zu zehn Minuten – oder auch immer dann, wenn Sie sich verspannt fühlen. Natürlich nehmen Sie dabei immer ihre Brille ab.

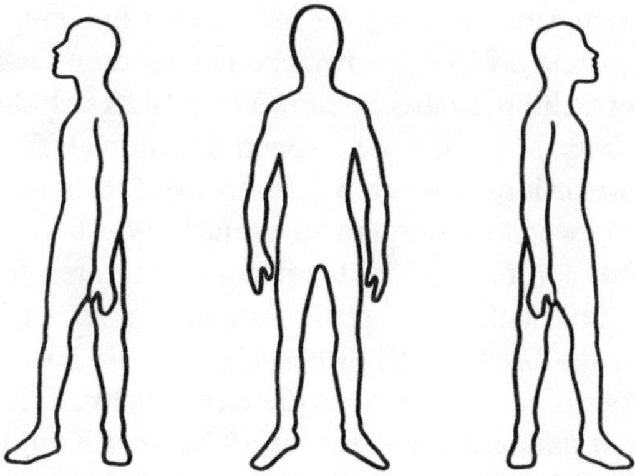

Wie bei den im letzten Kapitel beschriebenen Schwenkübungen soll es Ihnen auch hier bei jeder Schwingung so vorkommen, als ob die Welt vor Ihnen in entgegengesetzter Richtung vorbeizieht. Wenn Sie beispielsweise nach rechts schwingen, scheinen die Gegenstände vor Ihnen sich nach links zu bewegen. Dies wird jedoch erst dann der Fall sein, wenn Ihre Augen wirklich entspannt sind und wieder ziemlich normal funktionieren.

Vergessen Sie beim Schwingen nicht, öfter zu blinzeln (zwinkern), oder die Augen ab und zu einige Sekunden zu schließen und die schwingende Szene im Geist zu sehen.

Schwingen im Sitzen

Es ist kaum möglich, die Augen zu entspannen, ohne gleichzeitig den Nacken zu lockern. Mit der folgenden Übung können Sie jedoch beides gleichzeitig erreichen. Setzen Sie sich auf einen bequemen Stuhl mit gerader Rückenlehne, von dem aus Sie nahe und ferne Gegenstände sehen können. Beispielsweise könnte vor Ihnen eine Vase auf dem Tisch stehen, während im Hintergrund Bäume sichtbar sind. Drehen Sie nun den Kopf langsam hin und her, ohne dabei irgendwelche bestimmten Gegenstände zu betrachten. Dabei bemerken Sie, daß sich die nahen Gegenstände schneller zu bewegen scheinen als die fernen. Zur Abwechslung können Sie Ihren Kopf auch seitlich hin und her bewegen, ohne ihn zu drehen. Wie beim Schwingen im Stehen fahren Sie damit einige Minuten fort. Von Zeit zu Zeit schließen Sie die Augen und stellen sich die schwingende Szene im Geiste vor.

Darüber hinaus können Sie die Beweglichkeit Ihres Nakkens auch dadurch verbessern, daß Sie den Kopf mehrere Male ausgiebig kreisen lassen, erst nach links und dann nach rechts. Bewegen Sie dann den Kopf so weit wie möglich nach vorne, dann nach hinten, dann nach rechts und auch nach links. Dies können Sie auch öfter im Laufe des Tages machen, am Schreibtisch, vor dem Fernseher und bei anderen Gelegenheiten. Strecken Sie danach jedesmal Ihre Wirbelsäule und achten Sie darauf, daß Ihr Kopf oben auf der Säule balanciert. Sobald sich der Kopf gewohnheitsmäßig nach vorn streckt, verspannt sich der Nacken wieder, und die Augen beginnen zu starren. Außerdem wird dann die Blutzufuhr zum Kopf erschwert.

Augenübungen

Die Muskeln um den Augapfel herum sollten auch beweglich und entspannt bleiben. Sie müssen in bester Gesundheit sein, um laufend den Blick beider Augen zu koordinieren. Bei vielen Menschen werden sie schwach und verkrampft, und verlieren dadurch ihre Anpassungsfähigkeit. Dr. Bates stellte außerdem fest, daß diese Muskeln auch bei der Entfernungseinstellung mitwirken können, wenn die Elastizität der Linsen eingeschränkt ist.

Machen Sie es sich zur Gewohnheit, die Augäpfel mindestens einmal am Tag tüchtig zu bewegen, indem Sie mit den Augen verschiedene Figuren beschreiben: Kreise, Zahlen, Buchstaben, Kreuze, Dreiecke, Vierecke, usw.:

○ + △ × □ R 2

Rückenübungen

Testen Sie von Zeit zu Zeit die Beweglichkeit Ihres Rückgrats durch die folgenden Übungen, und tragen Sie die Ergebnisse in der entsprechenden Tabelle am Ende des Buches ein:

a.) Legen Sie sich auf den Rücken, richten Sie den Oberkörper etwas auf und legen Sie Ihre Hände um die

Knie. Schaukeln Sie dann vorwärts und rückwärts, und berühren Sie mit Ihren Füßen den Boden vor Ihnen und dann auch hinter Ihrem Kopf – etwa zehn Mal. Dies wird Ihnen vielleicht zuerst schwerfallen, aber nach einigen Wochen gewinnt das Rückgrat die nötige Beweglichkeit.

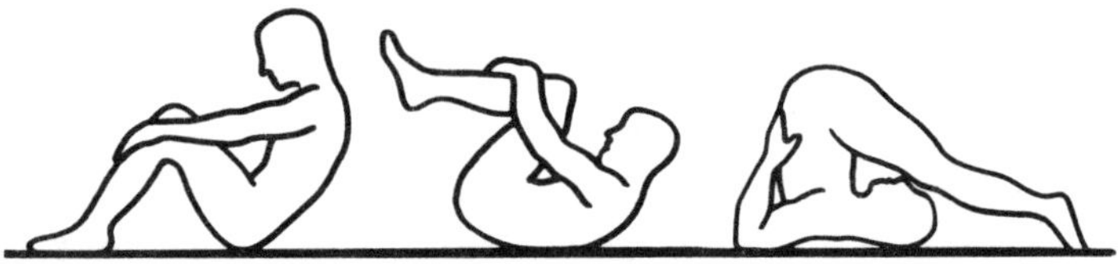

b.) Setzen Sie sich auf ein Bett und legen Sie dies Buch geöffnet direkt hinter sich. Drehen Sie nun Schultern und Kopf herum und versuchen Sie, soviel wie möglich von dem Buch zu sehen oder zu lesen. Blicken Sie zuerst über eine Schulter, dann über die andere, dann auch unter die eine und die andere.

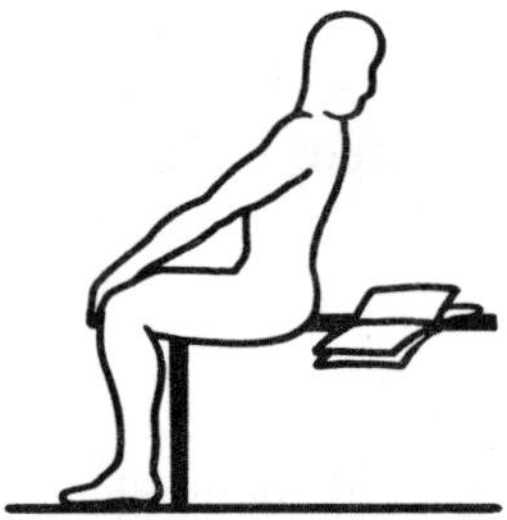

Vorstellungskraft

Obwohl man bis heute noch nicht viel über den Zusammenhang zwischen Geist und Augen weiß, verdanken wir Dr. Bates viele erstaunliche Einsichten mit weitreichenden Konsequenzen. Er entdeckte beispielsweise, daß man durch die Vorstellung eines schwarzen Punktes gleichzeitig das Sehvermögen, das Gedächtnis, die Konzentrationsfähigkeit und das seelische Gleichgewicht günstig beeinflussen kann. Diese Methode ist im Prinzip sehr einfach, erfordert jedoch einige Übung. In mancher Hinsicht erinnert sie uns an die Konzentrationsübungen, die in bestimmten östlichen Schriften als eine geistige Errungenschaft höchsten Grades beschrieben sind. Wir lernen durch sie, uns im Leben jeweils auf einen gegebenen Punkt zu konzentrieren – und gleichzeitig den Umständen entsprechend jeweils den wichtigsten Punkt zu betrachten. Dadurch können wir es vermeiden, zerstreut zu denken und unsere Energien zu verzetteln, ohne jedoch geistig und visuell zu erstarren.

Was vor Jahrtausenden bereits in mystischen Begriffen als großes Geheimnis erklärt wurde und bisher jahrelange Übung erforderte, können wir jetzt in einigen Wochen erreichen. Wir brauchen uns auch nicht unter der Anleitung eines Gurus jahrelang in eine Höhle im Himalaya-Gebirge zurückzuziehen.

Sie können sich den Zusammenhang zwischen Gedächtnis, Vorstellungskraft und Sehvermögen durch folgendes Experiment beweisen:

Betrachten Sie intensiv den Punkt am Ende des letzten Paragraphen, nach dem Wort »zurückzuziehen«. Seien Sie sich der tiefen Schwärze des Punktes bewußt. Lassen Sie Ihren Blick über den Punkt und um ihn herum schweifen. Sobald Sie sich einen solchen schwarzen Punkt deutlich im Geist vorstellen, funktionieren Ihre Augen mühelos und mit größter Schärfe. Schließen Sie nun die Augen und stellen Sie sich den Punkt zehn Sekunden lang ganz deutlich vor. Wenn Sie die Augen wieder öffnen und die Buchstaben in der Nähe des Punktes betrachten, erscheinen Ihnen diese viel klarer als vorher. Wiederholen Sie diese Übung einige Male und beobachten Sie, wie sich Ihr Sehvermögen gleichzeitig mit Ihrer Vorstellungskraft verbessert.

Je schwärzer Sie sich den Punkt vorstellen, desto besser können Sie ihn dann auch sehen und desto besser wird Ihr allgemeines Erinnerungsvermögen. Sie wissen aus eigener Erfahrung, daß krampfhafte Versuche, sich an etwas zu erinnern, gewöhnlich scheitern. Am besten funktioniert das Gedächtnis spontan und ohne Zwang. In diesem Zustand bringt es auch Dinge von größerer Wichtigkeit hervor, die sich sinnvoller auf die jeweiligen Umstände beziehen, und die von wirklichem Interesse sind. Von den vielen Millionen Einzelheiten, die im Gehirn gespeichert liegen, wählt das Gedächtnis mit unglaublicher Sicherheit dann nur diejenigen, die sich auf Ihre jeweiligen Bedürfnisse und Wünsche beziehen, die also im Augenblick von praktischem Nutzen sind. Wenn dagegen der Geist und die Augen ihren Fokus verlieren, bringt das Gedächtnis allerlei unbrauchbare und negative Information hervor. Wenn jemand beispielsweise die Fähigkeit hat, sich an tausend Dinge zu erinnern, die ihm im Grunde gleichgültig sind und die nicht zu seiner Entwicklung beitragen, sollte man eigentlich nicht von »gutem Gedächtnis« sprechen.

Ein Extremfall ist der Patient auf dem Sofa des Psychiaters, der sich an unzählige Einzelheiten aus seiner Vergangenheit erinnert. Die dabei auftauchenden Bruchstücke sind jedoch gewöhnlich negativ und sinnlos, und sie bestätigen nur die verwirrten Vorstellungen des Patienten. Es wäre schwierig oder unmöglich, aus diesen verzerrten und teilweise fiktiven Geschichten die Vergangenheit eines Menschen zu rekonstruieren (sogar S. Freud gab dies in seinen späteren Werken zu). Anstatt sich mit solchen verwirrenden Vorstellungen zu plagen, könnte der Patient versuchen, seinen gegenwärtigen Geisteszustand besser zu zentrieren, indem er die hier beschriebenen Übungen praktiziert. Dann wäre er besser in der Lage, sinnvolle Zusammenhänge in seiner Vergangenheit zu entdecken und diese wiederum sinnvoll auf die Gegenwart zu beziehen.

Man kann die »Schwarze-Punkt-Technik« überall und jederzeit anwenden, und bald kann man dies auch ohne vorherige Betrachtung eines schwarzen Punktes tun. Zuerst erhält man die besten Ergebnisse, wenn man palmiert und sich dabei an den Punkt erinnert. Die Augen sehen am schärfsten, wenn man sich einen sehr kleinen Punkt vorstellt. Aber vielleicht finden Sie es zuerst leichter, sich auf größere Punkte und andere Figuren zu konzentrieren (siehe Tafel auf der nächsten Seite). Gegenstände des täglichen Lebens mit uniform schwarzer Oberfläche können auch benutzt werden.

Je besser Ihr Sehvermögen wird, desto länger können Sie sich an den schwarzen Punkt erinnern. Bei optimalem Sehvermögen sehen Sie den Punkt im Geiste ganz deutlich mehrere Minuten lang. Fehlsichtigen Menschen erscheinen die Punkte sowie jeder gedruckte Text mehr oder weniger grau, sie stellen sich diese dann auch grau vor und können sich nicht lange an sie erinnern.

Wenn ein Auge besser sieht als das andere, wird es den

Punkt als schwärzer empfinden und sich auch länger an ihn erinnern. Sie können das selbst feststellen, indem Sie erst ein Auge und dann das andere schließen. Wenn sich ein Unterschied herausstellt, sollten Sie vielleicht das schwächere Auge zusätzlich üben, indem Sie das bessere Auge öfter bedecken.

Im Anfang sollten Sie den Punkt aus einer Entfernung betrachten, aus der sie ihn möglichst scharf sehen können und wo er gut beleuchtet ist. Wenn Sie kurzsichtig sind, wird es sich dabei nur um etwa 10 bis 20 cm handeln. Bei Weitsichtigkeit kann der Abstand bis zu 1 m betragen. Sobald sich Ihr Sehvermögen verbessert, wird sich dieser Abstand dem normalen Leseabstand von 35 cm nähern, und Sie werden weniger von optimalen Beleuchtungsbedingungen abhängig sein.

Nach einiger Übung werden Sie in der Lage sein, sich einen schwarzen Punkt vorzustellen, ohne sich vorher einen Punkt anzusehen. Danach wird es Ihnen bald gelingen, sich mit offenen Augen einen schwarzen Punkt vorzustellen. Sie sind dann in der Lage, Ihre Augen auf jeglichen Gegenstand scharf einzustellen. Am besten benutzen Sie dabei zuerst die Tafel auf der vorigen Seite. Betrachten Sie einen der kleinen Punkte, bis er deutlich und schwarz hervorsteht, bis Ihre Augen entspannt und klar sehen. Behalten Sie nun das Bild des Punktes in Ihrer Vorstellung und richten Sie Ihre Augen langsam auf eine der Figuren in der Nähe des Punktes, so daß der Punkt in der Figur verschwindet. Dadurch werden alle Punkte und Figuren auf der Seite plötzlich viel deutlicher hervortreten. Dasselbe Experiment können Sie nun auch mit der SQ-Testkarte machen um Ihre Sehleistung erst zeitweise und dann nachhaltig zu verbessern. Das Geheimnis dieser Übung liegt darin, daß sich die Augen (und der Geist) am besten entspannen können, wenn sie sich auf einen runden Punkt

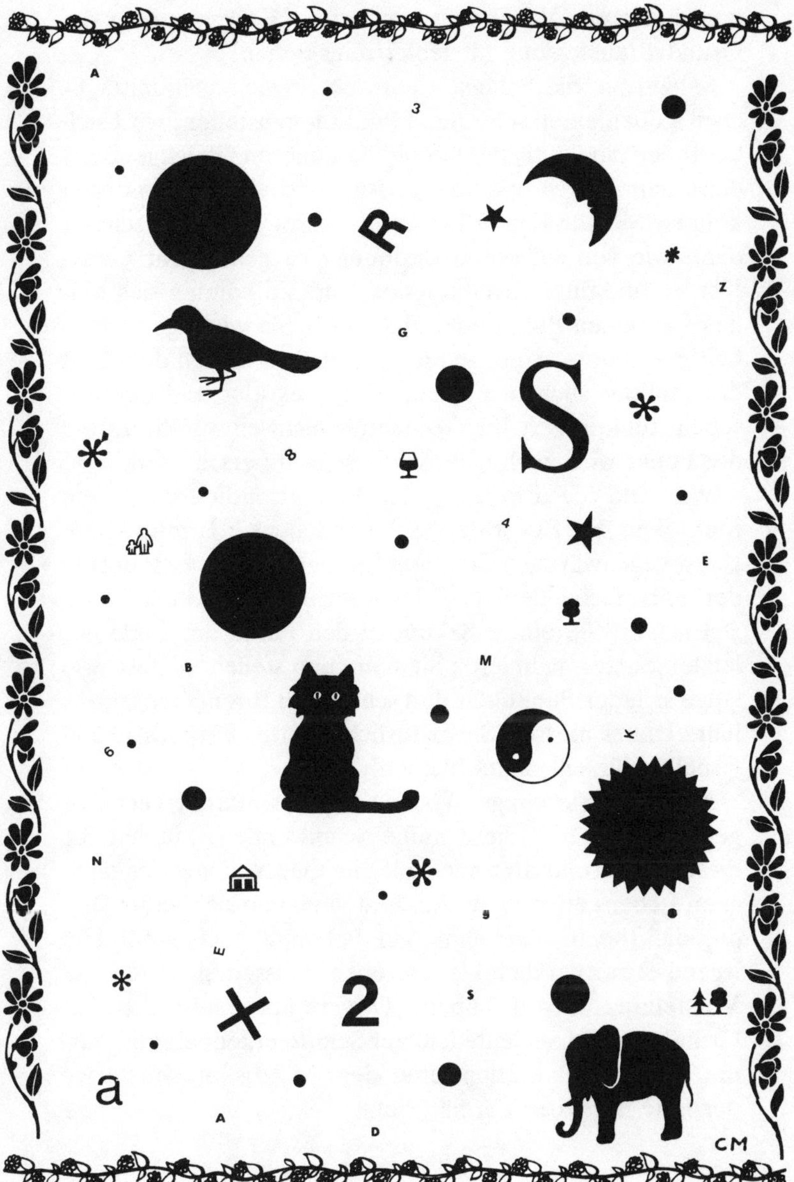
A
3
R
Z
G
S
8
4
E
B
M
6
K
N
E
2
S
a
A
D
CM

konzentrieren. Wie bereits erklärt ist Entkrampfung die Grundvoraussetzung für fehlerfreies Sehen.

Sobald Sie die Fähigkeit entwickeln, sich auch im täglichen Leben einen schwarzen Punkt vorzustellen, wird sich bei Ihnen ein deutliches Gefühl des inneren Gleichgewichts einstellen. Durch optimale geistige und visuelle Kontrolle können Sie Ihr Leben besser meistern, und alles scheint dann wie von selbst »in Ordnung« zu gehen. Ihr Geist-Körper funktioniert reibungslos, und Sie können sich mühelos an einen Punkt oder andere für Sie wichtige Einzelheiten erinnern. Solange Sie noch mühsam nach dem Bild des Punktes suchen müssen, bis Sie es klar und deutlich sehen, funktioniert Ihr Gedächtnis nicht einwandfrei, und der Punkt wird auch nicht völlig schwarz erscheinen.

Während Sie dies lesen sind Sie vermutlich noch kein Meister in der Kunst des »Schwarzsehens«. Ermitteln Sie Ihren gegenwärtigen Stand und tragen Sie das Ergebnis in der entsprechenden Tabelle am Ende des Buches ein. Betrachten Sie einige Sekunden den Punkt am Ende des letzten Satzes, palmieren Sie dann und stellen Sie fest, wie lange sich der Punkt klar und schwarz in Ihrem Gedächtnis hält. Dabei müssen Sie natürlich geistig, körperlich und visuell völlig entspannt bleiben!

Nachdem Sie einige Wochen mit der »Punkt-Technik« geübt haben und diese mühelos anwenden, können Sie dieselben Grundsätze auch auf alle Gegenstände des täglichen Lebens ausweiten. Am besten eignen sich dafür Dinge, die Ihnen angenehm und bekannt erscheinen. Um irgend etwas wirklich klar zu sehen, müssen Sie eine klare Vorstellung davon haben. Das ist beispielsweise der Grund, warum Seeleute leichter Schiffe erkennen und warum Biologen Bakterien unter dem Mikroskop sehen, wo der Laie nur wirre Formen sieht.

Zentriertes Sehen

Wenn Ihr Sehvermögen ungestört ist, sehen Sie die Mitte Ihres Blickfeldes am deutlichsten. Beim Betrachten eines Buchstabens auf dieser Seite sehen Sie dann beispielsweise diesen Buchstaben deutlicher als die darum herum liegenden. Wenn Sie einen Teil dieses Buchstabens genau betrachten, sehen Sie den Rest des Buchstabens weniger deutlich. Man bezeichnet das als *Zentriertes Sehen.* Es kommt dadurch zustande, daß die Retina an der inneren Rückwand des Augapfels an einer bestimmten Stelle am lichtempfindlichsten ist. Diese Stelle heißt *Fovea Centralis* (siehe Abbildung auf Seite 30). In ihr sind die lichtempfindlichen Zellen besonders dicht angeordnet, besonders in ihrer Mitte.

Bei Menschen mit normalem Sehvermögen fällt das Bild eines betrachteten Gegenstandes genau auf die Fovea Centralis. Bei Menschen mit Sehfehlern fällt das Bild jedoch *daneben,* so daß andere Gegenstände schärfer gesehen werden als der betrachtete. Man nennt dies *Exzentrisches Sehen.* Es ist ein unfehlbares Symptom von funktionellen und organischen Sehstörungen.

Um festzustellen, ob Ihr Blick gegenwärtig zentriert ist, sehen Sie sich die SQ-Testkarte erst von 30 cm Abstand und dann von 6 m Entfernung an. Betrachten Sie zunächst einen der großen Buchstaben und beobachten Sie, ob ein daneben liegender deutlicher oder dunkler erscheint. Wenn das nicht der Fall ist, gehen Sie dann zu kleineren Buchstaben über. Wiederholen Sie das Experiment mit immer kleineren Buchstaben bis an die Grenze Ihres Sehvermögens. Sobald Sie auf einer bestimmten Zeile Exzentriertes Sehen feststellen, tragen Sie die Einzelheiten in der entsprechenden Tabelle am Ende des Buches ein. Tun Sie dies auch von Zeit zu Zeit in der Zukunft, um Ihren Fortschritt zu verfolgen.

Ob Ihr Sehen zentriert ist können Sie auch ermitteln, wenn Sie nachts die Sterne beobachten. Richten Sie Ihren Blick auf einen kleinen, kaum noch sichtbaren Stern der von anderen kleinen Sternen umgeben ist. Schwenken Sie dann Ihren Blick auf einen daneben liegenden Stern. Sehen Sie nun den ersten Stern deutlicher als vorher? Wenn ja, ist Ihr Sehen gegenwärtig exzentriert. Manche Lehrbücher erklären, daß dies normal ist, und daß alle Menschen nachts besser sehen, wenn sie ihren Blick nicht direkt auf den betrachteten Gegenstand richten. Dies ist insofern wahr, als die meisten Menschen heutzutage Sehfehler haben und infolgedessen exzentriert sehen. Aber es gibt einen kleinen Prozentsatz von Menschen, die manchmal wirklich fehlerlos sehen –, und diese sehen jeweils den Stern am besten, auf den Ihr Blick gerichtet ist.

Das bloße Bewußtsein dieser Tatsache kann Ihnen helfen, Ihr Sehvermögen zu verbessern. Denn wenn das Auge nur auf einem winzigen Punkt (der Fovea Centralis) wirklich scharf sieht, ergibt sich daraus, daß es in stetiger Bewegung bleiben muß. Sobald das Auge stehenbleibt, ermüden die lichtempfindlichen Zellen, und der Blick trübt sich. Ein lebendiger, beweglicher Geist dagegen läßt die Augen neugierig interessante Dinge untersuchen.

Die Gewohnheit, zerstreut auf Dinge zu starren, die einen nicht richtig interessieren, eignen sich die meisten Menschen in der Schule an. Wer gewohnheitsmäßig Dinge betrachtet, die er eigentlich nicht sehen will, entwickelt bald exzentriertes Sehen. Glücklicherweise bedarf es keiner großen Anstrengung, diese Gewohnheit abzulegen. Im Gegenteil ist die Entspannung das beste Mittel dagegen. Alle optischen Sehfehler, exzentriertes Sehen und zerstreutes Denken sind von geistiger Verspannung begleitet, und sie verschwinden mit der Verspannung.

Wenn Sie zentriert sehen, funktionieren Ihre Augen fehlerfrei und mühelos, und sie werden auch nach vielen Stunden nicht müde. Die Augenmuskeln und die Gesichts- und Nackenmuskeln sind entspannt, und der ganze Körper entkrampft sich. Im Laufe der Zeit verschwinden auch Fältchen und dunkle Ringe um die Augen.

Machen Sie folgendes Experiment: Legen Sie die SQ-Testkarte so vor sich hin, daß Sie sie gut sehen können (ohne Brille). Setzen Sie sich entspannt hin und palmieren Sie eine Minute. Drehen Sie Ihren Kopf mehrere Male im Kreis, um die Nackenmuskeln zu entspannen. Betrachten Sie jetzt einen Buchstaben auf einer Zeile, die Sie gerade noch lesen können. Erscheint Ihnen dieser Buchstabe am deutlichsten, wenn Sie ihn direkt betrachten – oder sehen Sie ihn besser, wenn Sie einen danebenliegenden Buchstaben ins Auge fassen? Beginnen Sie mit einem Buchstaben in der Mitte eines langen Wortes und lassen Sie Ihre Augen langsam nach links und rechts, oben und unten wandern, von einem Buchstaben zum anderen. An welchem Punkt sahen Sie den ersten Buchstaben am besten? Entspannen Sie sich nun noch einmal, drehen Sie den Kopf noch einige Male im Kreis, palmieren Sie einige Minuten und stellen Sie sich ein im Winde wogendes Kornfeld vor. Öffnen Sie dann die Augen und wiederholen Sie das Experiment in derselben Reihenfolge. An welchem Punkt sehen Sie diesmal den ersten Buchstaben am besten? Wenn Sie diese Übung in den kommenden Wochen öfters wiederholen, werden Sie feststellen, daß die beiden Buchstaben langsam näher zusammenrücken, daß Sie also zentrierter sehen.

Eines Tages werden Sie es so weit bringen, daß Sie einen Buchstaben betrachten und den danebenliegenden scharf sehen. Schließlich können Sie auch den Oberteil eines Buchstabens betrachten und den Unterteil scharf sehen. Der ganze Buchstabe wird dann schwarz und deutlich hervortreten, denn Ihr Sehvermögen ist nun fast normal, wenn vielleicht auch nur für ein paar Sekunden. Durch wiederholte Übung kann jedoch das zentrierte Sehen zur Gewohnheit werden.

Nachdem Sie auf diese Weise gelernt haben, einen Buchstaben deutlich in allen Einzelheiten zu erkennen, können Sie dasselbe Experiment auf einer kleineren Zeile weiter unten auf der Testkarte wiederholen. Wenn Sie es so weit gebracht haben, daß Sie den Oberteil eines Buchstabens auf der untersten Zeile betrachten und den Unterteil weniger scharf sehen, ist Ihr Sehvermögen optimal. Dann wird sich bei Ihnen das Gefühl einer totalen Erleichterung einstellen, das Ihren ganzen Geist-Körper durchdringt. Denn nun lösen sich plötzlich viele Verspannungen, die sich jahre- und jahrzehntelang in Ihrem Nervensystem angesammelt haben.

Diese neue Harmonie des Geist-Körpers wirkt sich in allen Hinsichten günstig aus. Viele Beschwerden und Gebrechen, die anscheinend nichts mit dem Sehvermögen zu tun haben, können langsam verschwinden, nachdem das zentrierte Sehen zur Gewohnheit geworden ist. Dr. Bates bemerkte zu seinem Erstaunen, daß auch Augenkrankheiten wie *Glaukom, Grauer Star im Anfangsstadium und Entzündungen der Iris oder Hornhaut* auf diese Weise geheilt oder günstig beeinflußt werden können.

Beschwerden in anderen Körperteilen werden in vielen Fällen gelindert. Die übrigen Sinnesorgane des Hörens, Fühlens, Schmeckens und Riechens verfeinern sich auch. Der gesamte Stoffwechsel einschließlich der Verdauung funktioniert besser. Außerdem erhöht sich die geistige Leistungsfähigkeit enorm.

Am besten gewöhnt man sich das zentrierte Sehen durch regelmäßige tägliche Übungen an. Dazu eignet sich der klein gedruckte Text auf der Testkarte, oder eines der alten Bücher, die mit winzigen Buchstaben gedruckt wurden. Entspannen Sie sich erst durch Palmieren und lesen Sie dann mit kurzen entspannten Blicken ein Wort nach dem anderen. Besonders bei schwacher Beleuchtung wirkt sich dies günstig auf die Augen aus, da sie dann nur noch mit zentriertem Blick scharf sehen können. Vergessen Sie jedoch nicht, daß Sie dabei geistig und körperlich völlig entspannt sein müssen. Die oft wiederholte Warnung, daß man bei schlechtem Licht nicht lesen soll, ist durchaus berechtigt, denn die meisten Menschen verkrampfen sich beim Lesen.

Atemgewohnheiten

Man kann nötigenfalls einen Monat ohne Nahrung auskommen, und bis zu einer Woche ohne Wasser. Aber ohne Luft ist man nach drei Minuten bereits tot. Das menschliche Gehirn ist auf laufende Sauerstoffzufuhr angewiesen, und der Körper braucht natürlich auch laufend Sauerstoff. Wenn man sich in der frischen Luft aufhält und sich viel bewegt, atmet man ganz von selbst regelmäßig und tief. Besonders bei Wanderungen in natürlicher Umgebung holt man tief Luft und hat dabei ein Gefühl des Wohlbefindens. Die meisten Menschen bringen jedoch heute den größten Teil ihres Lebens in geschlossenen Räumen zu, wo sie sich kaum bewegen.

Außerdem hat man die Neigung, den Atem anzuhalten, wenn man sich auf etwas konzentriert. Dies ist wahrscheinlich auf einen instinktiven Reflex zurückzuführen, der uns in kritischen Situationen still halten läßt, um besser horchen und sehen zu können. Wenn die Gefahr dann vorbei ist, atmen wir normalerweise erleichtert auf – oder wir atmen stoßweise lachend aus. Heutzutage sind wir jedoch manchmal stundenlang verspannt, und wir vergessen, zwischendurch aufzuatmen und zu lachen. Wir neigen dazu, den halben oder sogar den ganzen Tag bewegungslos zu Hause, bei der Arbeit oder im Auto zu sitzen und oberflächlich und unregelmäßig zu atmen.

Ist das auch bei Ihnen mehr oder weniger der Fall? Erhalten Ihr Körper und Gehirn hinreichend Sauerstoff um optimal zu funktionieren? Sie können dies leicht mit Hilfe einer Uhr (mit Sekundenzeiger) feststellen, indem Sie zählen, wieviel Mal Sie in einer Minute ausatmen. Setzen Sie sich bequem hin und atmen Sie ganz normal. Fangen Sie zu zählen an, wenn Sie das nächste Mal ausatmen. Zählen Sie, wieviel Mal Sie ausatmen, während der Zeiger einmal herumgeht. Tragen Sie das Ergebnis in die entsprechende Tabelle am Ende des Buches ein und tun Sie dasselbe auch in Zukunft jede Woche, um Ihren Fortschritt zu verfolgen.

Die Atemfrequenz eines Menschen hängt teilweise auch vom Alter, dem Geschlecht und dem Lungenvolumen ab. Die meisten Erwachsenen atmen in sitzender Haltung etwa 15 Mal pro Minute, sie sollten jedoch weniger oft und tiefer atmen. Eine Frequenz von 8 ApM wäre schon besser, aber 4 ApM wäre für die meisten Erwachsenen ideal. Je langsamer man atmet, desto tiefer wird jeder Atemzug, und desto besser wird auch die Bauchgegend massiert und die Verdauung in Gang gehalten. Wenn man es sich angewöhnt, nur noch oberflächlich zu »hecheln«, verringert sich im Laufe der Jahre außerdem das Lungenvolumen.

Abgesehen von der Quantität der eingeatmeten Luft sollte man natürlich auch auf die Qualität Wert legen. Sorgen Sie dafür, daß zu Hause und bei der Arbeit die Räume gut ventiliert sind, und tragen Sie möglichst nicht selbst zur Luftverschmutzung durch Rauchen bei. Leben Sie, falls möglich, in der Nähe eines Waldes oder Parks, wo die Pflanzen die Luft reinigen und Sauerstoff abgeben. Reine Luft findet man auch in der Nähe großer Seen, am Meer und im Gebirge.

Schon seit Jahrtausenden haben die Yogis in Indien gewußt, daß durch oberflächliches Atmen vielen körperlichen, nervlichen und geistigen Störungen die Tür geöffnet wird. Besonders warnen sie gegen die Gewohnheit, durch den Mund zu atmen, ausgenommen in Notfällen. Atemübungen bilden daher den Kern des *Hatha Yoga* zusammen mit Übungen, die das Rückgrat geschmeidig erhalten. (Hatha Yoga bedeutet wörtlich »Harmonie von Sonne und Mond«, also Integration von Körper und Geist, Bewußtsein und Unterbewußtsein, Yin und Yang.) Die einfachste Yoga-Atemübung erfordert nur *etwa fünf Minuten täglich* und wirkt erstaunlich ausgleichend und erfrischend:

Setzen Sie sich bequem mit aufrechtem Rückgrat, geschlossenen Augen und eingezogenen Beinen hin. Atmen Sie langsam durch das rechte Nasenloch aus, indem Sie das linke Nasenloch mit Ihrem rechten Mittelfinger schließen. Atmen Sie ganz aus und reinigen Sie die Nase falls nötig. Warten Sie jetzt bis Sie spontan wieder einatmen, bis der nächste Atemzug ganz von selbst kommt. Sobald die Lungen wieder ganz gefüllt sind, atmen Sie durch das linke Nasenloch aus und schließen das rechte mit Ihrem rechten Daumen. Der Fingerwechsel geschieht also immer nur dann, wenn die Lungen ganz voll sind. Wiederholen Sie dann die Reihenfolge fünf Minuten lang. Die Übung klingt etwas kompliziert, aber nach einigen Minuten werden Sie den Trick heraushaben. Sie werden dann bald bemerken, daß Sie sich durch diese einfache Übung angewöhnen, tiefer und regelmäßiger zu atmen, wodurch sich Ihr allgemeines Wohlbefinden verbessert.

Sie können Ihre Atemgewohnheiten auch während des Lesens verbessern, indem Sie beim Lesen jedes Satzes ausatmen. Sobald Sie am Ende des Satzes angelangt sind, schließen Sie dann die Augen und lassen die Luft wieder in die Lungen einströmen. Wenn die Lungen voll sind, beginnen Sie mit dem nächsten Satz. Setzen Sie sich dabei aufrecht hin, so daß das Lungenvolumen nicht eingeschränkt ist. Nehmen Sie auch möglichst Ihre Brille oder Kontaktlinsen ab. Folgen Sie jeweils den Worten mit dem Zeigefinger, damit Sie nach jeder Unterbrechung den Anschluß wieder finden.

Bleiben Sie dabei körperlich und geistig vollkommen entspannt, und atmen Sie niemals aktiv ein. Bewußtes und absichtliches Einatmen zeigt an, daß Ihre Einstellung zum Leben aggressiv und humorlos ist. Es ist kein Zufall, daß die Menschen beim Lachen ausatmen, während Angst sie einatmen läßt. Bewußt eingreifen sollte man in den Atemvorgang nur gelegentlich, und zwar nur, um tiefer auszuatmen.

Ökologisch gesehen ist das Ausatmen nicht nur für uns lebenswichtig, sondern auch für die Pflanzenwelt unseres Planeten. Alle Pflanzen und Bäume brauchen das Kohlendioxyd, das von Tieren und Menschen ausgeatmet wird, und sie produzieren ihrerseits den für uns lebenswichtigen Sauerstoff. Wenn wir uns in dieser Hinsicht angewöhnen, mehr an das Geben als an das Nehmen zu denken, befreien wir uns von der habgierigen Einstellung, die heute das Leben vieler Menschen entstellt.

Man kann aus den Atemgewohnheiten eines Menschen auch dessen Vitalität ablesen. Jeder Atemzug sollte vom Bauch, vom Schwerpunkt des Körpers her, beginnen und dann langsam die oberen Lungenteile füllen. Nervöse Menschen atmen von der Brustmitte aus. Menschen, die den Kontakt mit sich selbst und dem Leben verloren haben, atmen in kurzen Stößen von den Schultern, mit verspannten Nacken- und Gesichtsmuskeln. Ihre Gedanken und Handlungen sind nervös und kopflastig, und die Augen können nicht mehr optimal funktionieren. Alte chinesische Schriften beschreiben den Schwerpunkt des Körpers als den Sitz des *Chi,* der kosmischen Lebensenergie. Obwohl Chi auch zu anderen Körperteilen wandern kann, ist es letzten Endes in der Hüftengegend zu Hause, wo es als unerschöpfliche Energiequelle wirkt.

Die heilende Wirkung des Atmens kann durch die folgende bewährte Methode noch verstärkt werden. Man stellt sich dabei den erkrankten Körperteil im Geiste vor und läßt jeweils beim Ausatmen einen heilenden Strom durch ihn hindurchfließen. Wenn beispielsweise Ihre Augen nicht optimal funktionieren, lassen Sie die wohltuende Strömung durch die Augen fließen. Stellen Sie sich dabei bildhaft vor, wie die Augen die volle Sehschärfe zurückgewinnen oder wie Unreinheiten aus den Linsen fortgespült werden. Am besten tun Sie dies beim Palmieren oder abends im Bett. Sie werden dabei ein wunderbares Gefühl der Entspannung empfinden. Besonders beim Grauen und Grünen Star läßt sich mit dieser Übung viel erreichen.

Ernährung

In vielen Fällen ist eine Verbesserung des Sehvermögens allein *durch Diät* erreicht worden, und manche Sehfehler sind sogar *durch Fasten* ganz oder teilweise verschwunden. Dies ist kaum erstaunlich, wenn man bedenkt, daß die Nahrung der meisten Menschen heute nicht mehr ausgewogen und natürlich ist. Die Menschheit hat Millionen von Jahren mit einfacher und spärlicher Kost überlebt, und kurze Mangelperioden wurden als selbstverständlich hingenommen. In den letzten hundert Jahren stand jedoch den Menschen in den Industrienationen ein Überfluß an Lebensmitteln zur Verfügung, die größtenteils raffiniert und chemisch gefärbt und konserviert sind.

Dies wird durch die Geschichte der *Beriberi-Krankheit* illustriert. Diese wurde zuerst in China vor hundert Jahren beobachtet, und Ärzte konnten sie nicht diagnostizieren. Die erkrankten Menschen wurden einfach schwach und schwächer, und das chinesische Wort für schwach ist »beri«. Tausende der Betroffenen lebten in der Nähe von Bahnhöfen, und man vermutete daher zuerst, daß die Epidemie durch Bakterien verbreitet wurde. Erst Jahre später wurde das Rätsel gelöst: In der Nähe der Bahnlinien konnten die Menschen bereits den neu eingeführten weißen (polierten) Reis kaufen, während in den abgelegenen Gebieten noch der braune (unpolierte) Reis gegessen wurde. Die neuen Poliermaschinen entfernten die braune Außenschicht des Reiskorns (die Kleie), die lebenswichtige Vitamine und Minerale enthält. Die Bevölkerung nahm jedoch an, daß der neue weiße Reis besser sein müßte, weil er weiß ist, und die Händler zogen ihn vor, weil er sich länger lagern ließ.

Dasselbe geschah auch in den westlichen Ländern, wo Vollkornbrot und dunkles Mehl langsam durch schneeweiße Produkte ersetzt wurden, die teilweise auch noch chemisch gebleicht waren. Die Wirkung war jedoch nicht ganz so verheerend wie in China, wo die große Menge der Bevölkerung sich fast nur von Reis ernährte. Heutzutage haben die besser informierten Menschen in allen Ländern entdeckt, wie wichtig es ist, weiße Mehlprodukte zu vermeiden und/oder der Nahrung Kleie hinzuzufügen. Die Grobstoffe im vollen Korn sind außerdem nötig, um die Verdauungsorgane anzuregen.

Ein weiteres schädliches Element unserer modernen Ernährung ist weißer Zucker. Vor nur sechs Generationen war Zucker eine seltene Chemikalie, die nur in Apotheken verkauft wurde. Zum Süßen benutzte man Honig, wenn vorhanden. Heute kauft der amerikanische Normalverbraucher über 150 gr pro Tag in der Form von Limonaden, Colagetränken, Gebäck, Schokolade, Soßen, Speise-Eis, Bonbons usw. Dutzende von Krankheiten können direkt oder indirekt auf diesen Exzeß zurückgeführt werden. Eine davon ist die Zuckerkrankheit, die gewöhnlich mit Kurzsichtigkeit verbunden ist.

Ein Überfluß an tierischen Fetten kann zur Arterienverhärtung führen, was sich auch ungünstig auf die Augen auswirkt. Wer sich angewöhnt hat, jeden Tag viel Eier, Speck, Butter, Sahne, fette Soßen und fettes Fleisch zu essen, kokettiert wahrscheinlich mit Arteriosklerose, Herzschlag, Thrombose und anderen unangenehmen Übeln, Sehfehler eingeschlossen. Unsaturierte und kalt gepreßte Pflanzenöle sind in dieser Hinsicht mehr zu empfehlen.

Übermäßiger Fleischgenuß kann sich unter Umständen

schlecht auf das Sehvermögen auswirken, besonders bei Menschen, die ein bewegungsarmes Leben führen, wozu die meisten von uns gehören. Fleisch enthält wertvolle Proteine, jedoch auch bestimmte Giftstoffe, die den Stoffwechsel belasten. Im Fernen Osten beziehen die Menschen schon seit Jahrtausenden einen großen Teil ihres Proteinbedarfs aus der Sojabohne, und Sojaprodukte wie Tofu, Miso und Timpeh erfreuen sich in der letzten Zeit auch im Westen wachsender Beliebtheit. Diese Bohne enthält alle vom Körper benötigten Aminosäuren, was bei anderen Hülsenfrüchten nicht der Fall ist. Sie enthält sogar Lecithin und andere Substanzen, die für die Geschmeidigkeit des Körpers, der Adern und der Augenmuskeln wichtig sind.

Der heutige Verbraucher muß mit einer weiteren Versuchung fertig werden: mit dem Überangebot von Nahrungsmitteln. Jeder Supermarkt bietet Tausende von leckeren und attraktiv zubereiteten Dingen an. Der Gedanke, auch einmal ein oder zwei Tage nichts zu essen, scheint angesichts dieses Überflusses beinahe pervers, obwohl zweifellos ein zeitweises Fasten den meisten Menschen gut tun und manche Krankheit verhindern oder mildern würde. Bei manchen Menschen funktionieren die Augen einfach deswegen nicht optimal, weil der gesamte Organismus laufend mit zweifelhaften Stoffen überladen wird. Ob dies bei Ihnen der Fall ist, können Sie leicht dadurch feststellen, daß Sie auf vernünftige Weise fasten und dabei auf Veränderungen Ihres Sehvermögens achten. Falls Sie gesundheitlich nicht ganz in Ordnung sind, sollten Sie zuerst Ihren Arzt konsultieren. Trinken Sie beim Fasten soviel Wasser oder Traubensaft, wie Sie mögen, um Giftstoffe aus dem Körper zu spülen. Nach dem zweiten Tag wird Ihr Hunger verschwinden, und Sie werden sich leicht und unbeschwert fühlen. Richten Sie es so ein, daß Sie in diesem Zeitraum nicht viel ausgehen, und kommen Sie langsam aus der

Fastenperiode heraus. Essen Sie zuerst nur wenige und leicht verdauliche Dinge. Essen Sie langsam und kauen Sie gut und genießen Sie jeden Bissen. Behalten Sie diese Gewohnheit auch in den kommenden Wochen bei. Sorgen Sie beim Essen für eine harmonische Atmosphäre und vermeiden Sie unnötiges Geschwätz und Streit. Ihr Körper nimmt die Nahrung am besten auf, wenn Sie auch geistig bei der Sache sind, ebenso wie die Augen am besten sehen, wenn man jeweils nur einen Gegenstand aufmerksam betrachtet. Dies wird vielleicht in unserer »Hochdruck-Gesellschaft« oft als Zeitverschwendung bezeichnet, es macht sich jedoch letzten Endes bezahlt.

Um das Leben wirklich zu genießen und Ihren Geist-Körper in bestem Zustand zu erhalten, müssen Sie vielleicht auch Ihre Einstellung zu Drogen aller Art revidieren, einschließlich Alkohol, Nikotin, Koffein, Cola, Medikamente, Marihuana, Haschisch usw. Der Zweck von Drogen war schon immer, ein mangelndes Gleichgewicht im Organismus wiederherzustellen, und zwar gewöhnlich kurzfristig. Nur in seltenen Fällen von unheilbaren Krankheiten werden Drogen unbegrenzt angewandt. Solange Sie ein Medikament oder Anregungsmittel benutzen, um ein zeitweises Ungleichgewicht zu korrigieren, kann die Wirkung durchaus erwünscht sein. Wenn Sie aber eine Droge gewohnheitsmäßig nehmen, stören Sie die selbstregulierenden Kräfte im Organismus und wirken einer Heilung entgegen. Wenn Sie beispielsweise nachts nicht schlafen können, ist ein Schlafmittel nicht immer die beste Lösung. Vielleicht essen Sie oft abends zu viel, oder vielleicht haben Sie die Gewohnheit, am Tage entstehende Probleme nicht sofort einer Lösung entgegenzuführen und nachts weiter darüber nachzugrübeln.

Alkohol wird oft als eine Droge gegen Einsamkeit bezeichnet. Wenn das Trinken jedoch zur Gewohnheit wird, verstärkt es die Einsamkeit nur noch. Interessante Mitmenschen zieht man am einfachsten dadurch an, daß man sich selbst zu einem interessanteren Menschen entwickelt oder daß man sich irgendwie nützlich macht. Alkohol, ebenso wie Schlafmittel, können das Sehvermögen vermindern, und dasselbe gilt auch für die meisten anderen Drogen. Wer beispielsweise glauben sollte, ohne Haschisch den Streß des täglichen Lebens nicht ertragen zu können, weil »die Welt so verkrampft ist«, wird zugeben müssen, daß die Ursache der Verkrampfung teilweise oder sogar hauptsächlich in seinem eigenen Inneren zu suchen ist. Man kann ein Problem nicht lösen, indem man es gewohnheitsmäßig mit Chemikalien unterdrückt.

Vielleicht haben Sie durch das bisher Gesagte den Eindruck gewonnen, daß man alle normalen Lebensfreuden und leckeren Speisen vermeiden müsse, wenn man gesund bleiben will. Das ist jedoch keineswegs der Fall, und in den neueren Kochbüchern finden Sie Tausende von köstlichen Rezepten, die gesund und gleichzeitig nahrhaft sind. Leider gibt es keine Wunderdiäten, durch die man den einen oder anderen Sehfehler schnell korrigieren kann. Eine ausgeglichene und natürliche Ernährung hat jedoch in vielen Fällen zu einer Verbesserung beigetragen. Die folgenden Nahrungsmittel scheinen sich besonders günstig auf die Augen auszuwirken und sollten öfter gegessen werden:

Mohrrüben, Aprikosen, Pflaumen, Gemüse mit grünen oder gelben Blättern, Zitrusfrüchte, Weißer Käse, Leber, Fisch, Joghurt, weichgekochte Eier, Sojaprodukte, Vollkornprodukte, Weizenkeime, Kleie. Vitamin A wird oft als Mittel gegen Nachtblindheit und müde Augen empfohlen. Wenn man die oben erwähnten Nahrungsmittel jedoch regelmäßig ißt, erhält man ganz von selbst genug von diesen (und anderen) Vitaminen. Auf Vitamintabletten sollte man nur dann zurückgreifen, wenn man krank ist oder unter besonderem Streß leidet, oder wenn man sich auf Reisen nicht zufriedenstellend ernähren kann. Ein übermäßiger Verbrauch von Vitamin A (über 20000 Einheiten pro Tag) kann Haarausfall, aufgesprungene Lippen und Nasenbluten verursachen.

Allgemein läßt sich sagen, daß man sich über die Nahrung keine besondere Sorgen machen soll, solange man schädliche und nutzlose Substanzen vermeidet und sich vielseitig ernährt. Früchte und Gemüse sollten wenn möglich roh gegessen oder nur kurz gekocht werden. Darüber hinaus besteht keine Notwendigkeit, sich bei jeder Mahlzeit über Vitamine, Mineralstoffe und Kalorien Gedanken zu machen.

Blutkreislauf

Die Augen werden durch den Blutstrom ständig mit Sauerstoff und Nährstoffen versorgt. Durch angemessene Atem- und Eßgewohnheiten kann man dafür sorgen, daß das Blut alle lebenswichtigen Elemente enthält. Ob jedoch dann auch genug Blut die Augen erreicht, ist eine andere Frage. Das Herz und die Adern müssen dafür stark und geschmeidig sein, und der Blutkreislauf muß durch regelmäßige Übungen oder körperliche Arbeit angeregt und in Gang gehalten werden.

In den Industrienationen stehen heute die Herzkrankheiten und Schlaganfälle als Todesursache an erster Stelle. Gewöhnlich kommt es dazu, wenn sich fettige Plättchen in den Adern ablagern und den Blutstrom behindern. Diese Plättchen bestehen hauptsächlich aus einem Fett namens *Cholesterin.* Tatsächlich braucht der Körper Cholesterin in gewissen Mengen, aber ein Übermaß lagert sich an den falschen Stellen ab. Verschiedene Ursachen können dabei eine Rolle spielen, vor allem übermäßiges Essen und Mangel an täglicher Bewegung. Menschen, die durch körperliche Arbeit und in kaltem Klima viele Kalorien verbrennen, können bedenkenlos auch reichlich Fett essen. Für die meisten von uns trifft jedoch das Gegenteil zu.

Man kann durch Blutanalyse leicht und für wenig Geld – den eigenen Cholesterin-Spiegel feststellen lassen. Dieser sollte unter 150 liegen. Die Gefahrenzone beginnt bei einem Spiegel von über 250. Man kann dann als sicher annehmen, daß sich langsam die Plättchen in den Adern ablagern. In Japan, wo die Menschen sich an eine ziemlich magere Diät von Fisch, Seegras, Reis, Sojaprodukte usw. halten, liegt der durchschnittliche Cholesterin-Spiegel unter 150, während er sich in den USA der kritischen 250-Grenze nähert. Indem man weniger tierische Fette und mehr Pflanzen- und Sojaprodukte zu sich nimmt, kann man innerhalb weniger Wochen aus der Gefahrenzone herauskommen. Es dauert jedoch meistens Jahre, die bereits bestehenden Ablagerungen wieder aufzulösen.

Bestimmte körperliche Übungen sind besonders gut dafür geeignet, den Kreislauf im Kopf und in den Augen anzuregen. Vor allem ist die sogenannte »Kerze« zu empfehlen. Der Kopfstand sollte allgemein vermieden werden, da er gewisse Risiken mit sich bringt wie Nackenverletzungen und Stürze. Auch die Kerze sollte im Anfang nur etwa eine Minute praktiziert werden, bis man sich daran gewöhnt hat. Mehr als fünf Minuten sind jedoch kaum erforderlich oder anzuraten.

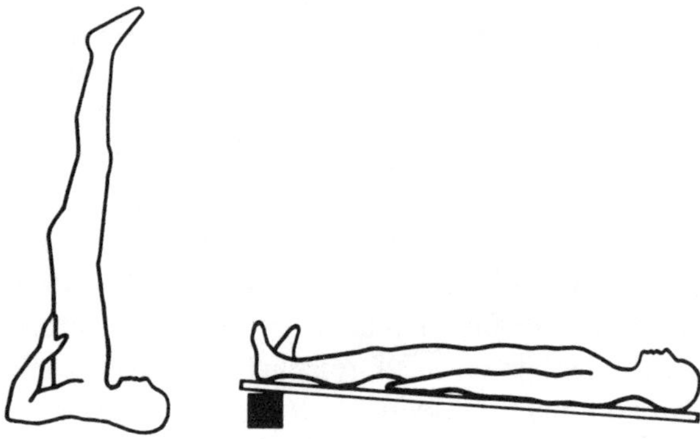

Falls Ihnen die Kerze aus irgendeinem Grunde nicht zusagt, können Sie stattdessen eine »schiefe Ebene« benutzen, bei der das Kopfende etwa 30 cm niedriger liegt als das Fußende. In dieser Lage können Sie bis zu einer halben

Stunde verbleiben. Beide Übungen tun nicht nur Ihren Augen gut, sondern regen auch den Haarwuchs und das Gehirn an. Um die Wirkung noch zu erhöhen, können Sie Ihre Augen in Kreisen, Vierecken, Buchstaben usw. bewegen.

Eine weitere bewährte Übung ist diese: knien Sie auf einem Teppich oder Bett und berühren Sie mit der Stirn den Boden. Um den Kreislauf um die Augen noch mehr anzuregen, können Sie dabei Ihre Augen bis zu zehn Minuten in eine Schüssel mit kühlem, frischem Wasser tauchen. Lassen Sie wiederum die Augen rollen und blinzeln. Jedesmal, wenn Sie morgens Ihr Gesicht waschen, sollten Sie etwa zwanzigmal eine Handvoll kühles Wasser sanft auf ihre offenen Augen werfen. Dies wird auch Ihrem ganzen Gesicht ein frischeres Aussehen geben. Schließen Sie dann Ihre Augenlider kräftig und öffnen Sie sie weit, um die Augenmuskeln anzuregen.

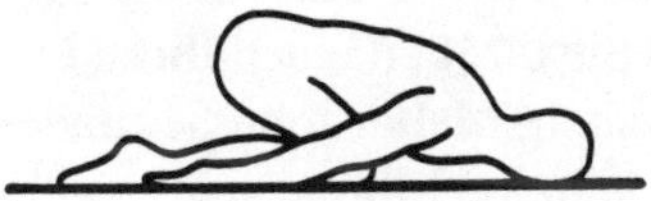

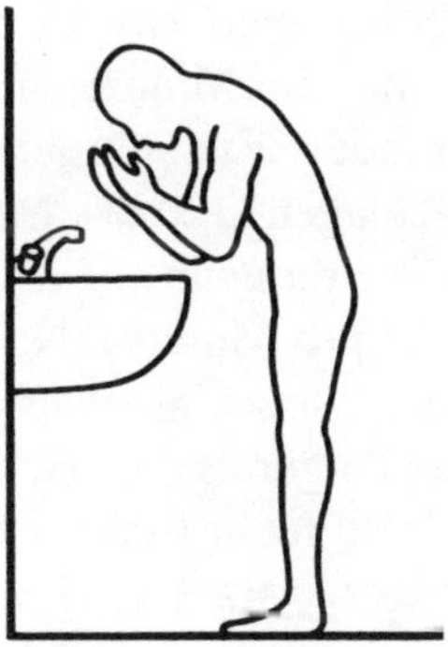

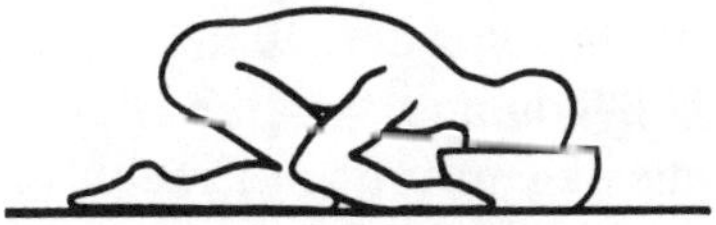

Das Blut tritt durch den Nacken in den Kopf ein und kann sich dort leicht stauen, wenn dauernde Muskelverspannung und/oder schlechte Haltung den Kreislauf behindern. Besonders wenn Sie längere Zeit sitzen, sollten Sie Ihren Nacken ungefähr jede halbe Stunde entspannen, indem Sie den Kopf einige Male im Kreis bewegen. Wenn sich Ihr Nacken nie richtig entspannt, sollten Sie vielleicht Ihre Nackenpartie von einem Chiropraktiker behandlen lassen. Wie bereits erwähnt kann dies umgehend eine Verbesserung Ihres Sehvermögens bewirken. Vermeiden Sie auch möglichst Nikotin in jeder Form, da es die Adern verengt.

Um Ihre Blutgefäße gesund und geschmeidig zu erhalten, genügt es nicht, täglich einmal »um den Block« zu spazieren. Wissenschaftliche Studien haben erwiesen, daß der Körper täglich mindestens 12 Minuten energisches Training braucht. Besonders eignet sich dafür Schwimmen, Tanzen, Dauerlauf, schnelles Radfahren oder ein schnelles Ballspiel.

Ihr Herzschlag kann Ihnen verraten, ob Ihre Blutgefäße gut funktionieren. Setzen Sie sich bequem hin und zählen Sie, wieviel Mal Ihr Puls in einer Minute schlägt. Die normale Frequenz liegt bei Männern zwischen 72 und 76, bei Frauen zwischen 75 und 80. Laufen oder hüpfen Sie jetzt fünf Minuten und messen Sie direkt danach Ihren Puls wieder. Er sollte jetzt etwa zwanzig Mal in zehn Sekunden schlagen (120 pro Minute). Eine halbe Minute später sollte die Frequenz auf 15 Schläge in 10 Sekunden gesunken sein (90 pro Minute). Nach einer weiteren halben Minute sollte der Pulsschlag dann wieder auf Normal zurückgekehrt sein. Je länger es dauert, bis sich Ihr Herz von der Übung erholt, desto mehr brauchen Sie Fitneß-Training, um Ihre Blutgefäße zu stärken. Tragen Sie die gegenwärtigen Ergebnisse in die entsprechende Tabelle am Ende des Buches ein, und tun Sie dies auch in der Zukunft von Zeit zu Zeit.

Nebenresultat: Besseres Aussehen

Wodurch wird ein Mensch attraktiv und gut aussehend? Weitgehend ist gutes Aussehen einfach eine Sache der guten Gesundheit und Vitalität. Reiner Teint und volles, glänzendes Haar werden beispielsweise als eine Vorbedingung weiblicher Schönheit betrachtet. Ein weiterer Faktor ist sicherlich auch der Gesichtsausdruck, besonders um die Augen herum. Menschen mit munteren, freundlichen Augen sind anziehender als solche mit trüben Augen.

Zufällig wird durch die Bates-Methode die allgemeine Vitalität und eine muntere, harmonische Einstellung gefördert. Die Augen werden durch die hier beschriebenen Übungen beweglicher und entspannter, und der gesamte Geist-Körper funktioniert freudiger.

Wenn Sie die Kunst des perfekten Sehens erlernen, strahlen Sie mehr als bisher Gesundheit und innere Harmonie aus. Sie harmonieren auch besser mit der menschlichen Natur im allgemeinen und Ihrer eigenen Natur im besonderen. Die von Sorge und Enttäuschung geprägten Linien und Fältchen verschwinden langsam von Ihrem Gesicht. Sie bewegen sich mit mehr Anmut oder Gelassenheit, da Ihre Bewegungen vom Schwerpunkt (im Unterleib) und nicht von den Schultern her entstehen, und Sie erscheinen geistig und körperlich mehr zentriert. Ihr Rückgrat ist gerade aber doch geschmeidig. Ihr Blick ist offen und lebendig. Bei der Unterhaltung erhalten Sie den Augenkontakt ohne zu starren. Sie fühlen sich wohl, und andere fühlen sich normalerweise in Ihrer Gegenwart auch wohl.

Obwohl Sie gut für Ihren Körper sorgen und gut gepflegt aussehen, haben Sie kein verzweifeltes Bedürfnis nach Kosmetik und der letzten Mode. Sie akzeptieren Ihren Körper so wie er ist.

Ein berühmter Schönheits-Chirurg entdeckte einst zu seinem Erstaunen, daß die meisten seiner Patienten nicht so sehr ein attraktives Gesicht, sondern eine attraktive Persönlichkeit haben wollten. Wenn sie sich nach der Operation im Spiegel sahen, waren sie oft enttäuscht, da ihnen noch die alte Persönlichkeit entgegenblickte.[13] Menschen mit negativem Selbst-Image mögen sich nicht gut leiden und werden auch von anderen nicht besonders geschätzt. Durch die Bates-Methode können sie lernen, die Welt und sich selbst realistischer und humorvoller zu betrachten, ohne übertriebene Erwartungen.

Obwohl die optische Industrie uns davon überzeugen will, daß wir mit Brille attraktiver aussehen, wissen wir doch in unserem Herzen, daß Menschen besser und gesünder ohne sie erscheinen. Außerdem verursachen Brillen eine gewisse Spannung im Gesicht.

Man kann fast sagen, daß jegliche Verbesserung des Sehvermögens auch das Aussehen verbessert. Ein offensichtliches Beispiel dafür ist die Ernährung. Eine ausgewogene Ernährung erhält schlank und fit, ist gut für die Haut und die Haare und vermindert Mundgeruch, Karies und Körpergeruch. Gute Atemgewohnheiten und hinreichender Kreislauf tragen weiter zur Gesundheit und anziehendem Aussehen bei. Durch Körperübungen bleiben Sie schlank und geschmeidig und bewegen sich harmonischer oder anmutiger.

Die nachteilige Wirkung von Nikotin, Alkohol und anderen Drogen auf die Haut, den Körpergeruch und die allgemeine Erscheinung ist bekannt. Übermäßiger Genuß von tierischen Fetten und unnatürlich verfeinerten Lebensmitteln wirkt sich auch meist nachteilig auf das Aussehen der Haut aus.

Schließlich sollte man auch nicht vergessen, daß die Menschen sich zu solchen Personen hingezogen fühlen, die sich am Leben freuen und sich mit interessanten Dingen beschäftigen. Nichts ist langweiliger als ein gelangweilter Mensch. Tatsächlich ist Langeweile auch für die Augen nicht gut, wie Dr. Bates bewiesen hat. Die Augen funktionieren am besten, wenn sie auf kurzweilige und erfreuliche Dinge gerichtet sind. Die in diesem Buch beschriebenen Methoden helfen den Menschen, interessantere Persönlichkeiten zu werden, indem sie ihre Aufmerksamkeit auf interessante Dinge richten.

Ihre Vorstellung vom Leben

Einerseits können Sie ihren Augen beibringen, besser zu sehen, andererseits können Sie aber auch von Ihren Augen lernen, besser zu denken. Da Ihre Augen praktisch ein Teil Ihres Gehirns sind, funktionieren sie am besten, wenn Ihr Geist richtig eingestellt ist, wenn Sie also die richtige Perspektive und Vorstellung vom Leben haben. Vom bisher Gesagten können Sie folgende Schlüsse ziehen:

Richten Sie Ihre Aufmerksamkeit so weit wie möglich nur auf solche Dinge, für die Sie sich wirklich interessieren. Jedenfalls in Ihrer Freizeit können Sie Langeweile vermeiden. Ihr visueller und geistiger Fokus verschwimmt, sobald Sie sich langweilen. Ihr Herz kann Ihnen sagen, welche Dinge gegenwärtig in Ihrem Leben von Bedeutung sind. Jeder Mensch hat seine eigenen Ideale und Bedürfnisse. Ihre Vorstellungen von Arbeit, Freizeit, Bekanntschaften usw. unterscheiden sich mehr oder weniger von denen anderer Menschen. Wenn ein Bestseller, der von Millionen verschlungen worden ist, Ihnen nichts bietet, dann lesen Sie besser ein anderes Buch, das Sie wirklich fesselt. Wenn bestimmte gesellschaftliche Cliquen Sie langweilen, dann machen Sie besser anderswo Bekanntschaften. Wenn Sie Ihre Arbeit sinnlos finden, kultivieren Sie besser Ihr Interesse auf einem anderen beruflichen Gebiet, das Sie wirklich fasziniert. Wenn Ihre häusliche Umgebung Ihnen nicht zusagt, gestalten Sie diese auf solche Weise, daß sie Ihrem Schönheitssinn entspricht.

Entwickeln Sie ein neues Vertrauen in die äußere Natur

und zugleich in Ihre eigene innere Natur. Unterstützen Sie die selbstheilenden und selbstregulierenden Kräfte in Ihrem Geist-Körper. Verwenden Sie Medikamente, Hilfsmittel, Krücken und Brillen nur, wenn die Selbsthilfe versagt. Schon vor Beginn unseres technischen Zeitalters, im Jahre 1850, sagte der amerikanische Philosoph R. W. Emerson: »Der zivilisierte Mensch hat einen Wagen gebaut und dadurch das Laufen verlernt. Er stützt sich auf Krücken und läßt dadurch seine Muskeln verkümmern.«[14] Normalerweise kann man Krankheit und den Gebrauch von künstlichen Hilfsmitteln vermeiden, indem man für ein gesundes Gleichgewicht zwischen Geist und Körper, Kopf und Herz, Tätigkeit und Ruhe, Arbeit und Spiel sorgt. Wenn man dennoch krank wird, kann man die Bedingungen schaffen, die die selbstheilenden Kräfte zum Zuge kommen lassen, anstatt Symptome an der Oberfläche zu manipulieren.

Halten Sie Ihren Geist und Ihre Augen in Bewegung. Der Geist funktioniert optimal, wenn er laufend vergleicht, ermittelt und beurteilt, ebenso wie die Augen am besten sehen, wenn der Blick laufend um und über die betrachteten Gegenstände wandert. Ein stagnierender Geist kann nicht klar denken, und starrende Augen können nicht klar sehen. »Alles bewegt sich«, sagte schon Heraklit, und heute wissen wir, daß selbst Atome niemals still stehen. Sogar wenn ein Gegenstand wirklich bewegungslos zu sein scheint, vergeht die Zeit und damit ändert sich Ihre Perspektive. Das Leben ist kein Zustand, sondern ein dynamischer Vorgang, ein Abenteuer voller Herausforderungen und Möglichkeiten.

Gewöhnen Sie sich nicht an, Ihren Geist und Ihre Augen ständig anzustrengen. Der menschliche Geist ist komplizierter als der neueste und raffinierteste Computer, und die Augen sind ein Teil des Geistes. Die präzise Zusammenarbeit der Billionen von Zellen im Hirn übersteigt unsere Vorstellungskraft und erfordert feinste Abstimmung aller Teile aufeinander. Darum funktioniert der Geist am besten und erfolgreichsten, wenn alle Teile mühelos und harmonisch zusammenspielen. Ein verspannter Geist denkt schwerfällig, er verstrickt sich in innere Konflikte und provoziert leicht Unfälle. Sobald Sie jedoch die Kunst des mühelosen Sehens erlernen, funktioniert auch Ihr Geist optimal.

Gewöhnen Sie sich an, sich jeweils auf eine Sache zu konzentrieren. Wenn sich Ihre Aufmerksamkeit auf mehrere Dinge verteilt, wird Ihr Geist schwach und verwirrt, ebenso wie Ihr Blick sofort seine Klarheit verliert, wenn Sie mehrere Dinge zugleich anschauen. Bilden Sie sich eine klare geistige Vorstellung des jeweils betrachteten Gegenstandes, so daß er klar, lebendig und farbig hervortritt.

Bilden Sie sich eine klare Vorstellung der Wahrheit, ohne die Vorstellungen anderer zu mißachten. Dr. Bates entdeckte, daß das Lügen sich ungünstig auf das Sehvermögen auswirkt, da es einen geistigen Konflikt zwischen Wahrheit und Unwahrheit auslöst. Wenn jemand bewußt heuchelt oder sich an einen ethischen Doppelstandard (eine Moral mit doppeltem Boden) gewöhnt, leiden der Geist-Körper und das Sehvermögen. Dasselbe geschieht, wenn dem Leben eines Menschen der Fokus oder die Integrität einer befriedigenden Weltanschauung fehlt oder wenn ihm das Leben und die kosmische Ordnung sinnlos erscheinen. Albert Einstein sagte in diesem Zusammenhang: »Der Mensch, der sein eigenes Leben und das seiner Mitmenschen als sinnlos empfindet, ist nicht nur unglücklich, sondern auch mehr oder weniger lebensunfähig.«[15]

Verfolgen Sie ein Ziel, an dem Sie Freude haben. Ein zielbewußter Mensch denkt und sieht klarer, besonders wenn das Ziel sinnvoll ist und Freude bringt. Auf diese

Weise entsteht ein Gefühl des dynamischen Wohlbefindens, und sinnlose oder negative Gedanken verschwinden. Der Geist-Körper funktioniert dann optimal und reibungslos und kann besser mit äußeren Herausforderungen fertig werden. Der französische Soziologe Emile Dürkheim sagte hierzu: »... ein Organismus, der sich gern mit selbstschädigenden Dingen befaßt, könnte offensichtlich nicht lange überleben. Man kann deshalb ganz allgemein sagen, daß Freude normalerweise nicht mit schädigenden Zuständen verbunden ist. Daraus folgt dann wiederum, daß im allgemeinen Freude und Gesundheit zusammen auftreten.«[16]

Dritter Teil

Behandlung verschiedener Störungen

Was Sie von der Methode erwarten können

Das bisher Gesagte bezieht sich mehr oder weniger auf alle visuellen Störungen. Durch Anwendung des Wissens und der verschiedenen Übungen schaffen Sie eine gesunde Grundlage für die Verbesserung. Durch Palmieren, Sonnen, Schwingen, Schwenken, Blinzeln (Zwinkern) Zentrieren und die Punkt-Technik helfen Sie den Augen, besser zu funktionieren, was gewöhnlich auch ihren organischen Zustand mit der Zeit günstig beeinflußt. Darüber hinaus erleichtern Sie den Augen ihre Aufgabe, wenn Sie für die richtige Ernährung sorgen, und wenn Ihr Blutkreislauf, Ihre Atemgewohnheiten, Ihre Fähigkeit, sich zu entspannen, und Ihre körperliche Beweglichkeit geregelt sind. Dies bedeutet natürlich nicht, daß Sie ärztliche Beratung oder Augenuntersuchungen vermeiden sollten. Besonders im Alter oder wenn etwas mit den Augen nicht in Ordnung zu sein scheint, sollte man den Facharzt konsultieren.

Die folgenden Kapitel beschreiben drei Gruppen von Störungen:

Optische Sehfehler wie Kurzsichtigkeit, Weitsichtigkeit, Alterssicht, Astigmatismus und Schielen. Dies sind die am meisten vorkommenden Störungen, die ungefähr 90 % aller Fälle ausmachen. *Augenkrankheiten* wie Grauer Star und Glaukom. *Äußere Probleme* wie Entzündung der Bindehaut, Hornhaut oder der Augenlider.

In welchem Maße können die hier beschriebenen Methoden eine bestimmte Sehstörung günstig beeinflussen? Die Antwort hängt von vielen Faktoren ab. Manche Sehfehler verschwinden bei der ersten Behandlung, während andere sich als hartnäckig erweisen. Dabei kommt es auf den geistigen und körperlichen Zustand eines Menschen an, auf seine Motivation, seinen Willen, seine Lebensgewohnheiten und sein Vertrauen in die selbstheilenden Kräfte des Körpers. Je länger eine vorhandene Störung bereits bestanden hat, desto schwieriger ist sie oft auch zu korrigieren.

Ernste organische Krankheiten wie der Graue Star sind in vielen Fällen mit Hilfe der hier beschriebenen Methoden kuriert worden, nachdem sie von bekannten Augenärzten als hoffnungslos erklärt worden waren, während einfache Fälle von Kurzsichtigkeit oft Schwierigkeiten machen. Die Grenze zwischen funktionellen und organischen Störungen ist nicht immer klar, da ein verbessertes Funktionieren oft den organischen Zustand günstig beeinflußt – und umgekehrt.

Die Millionen von lebenden Zellen, aus denen das Auge besteht, erneuern sich laufend und reagieren auf die Bedürfnisse des Organismus. Je mehr ein Mensch wirklich das innere Bedürfnis hat, klarer zu sehen, desto größer sind die Chancen einer Verbesserung. Sehfehler sind nur in den seltensten Fällen ererbt, und auch dann kann eine erbliche Prädisposition oft durch geeignete Maßnahmen ausgeglichen werden.

Kurzsichtigkeit

Dieser Sehfehler findet sich öfter bei Jugendlichen, und er beginnt manchmal nach dem zwanzigsten Lebensjahr wieder zu verschwinden. Ein kurzsichtiger Mensch kann nahe Gegenstände ganz gut sehen, während ferne Gegenstände verschwommen erscheinen. Kinder, die unter großem Leistungsdruck oder seelischem Streß aufwachsen, scheinen besonders leicht kurzsichtig zu werden. Ernährung kann auch eine Rolle spielen, besonders durch die Vorliebe vieler Kinder für Süßigkeiten, Limonaden usw., die dann oft die Hauptmahlzeiten ersetzen. In den armen Ländern der Dritten Welt, wo viele Kinder nicht einmal zur Schule gehen, können sie durch Unterernährung kurzsichtig werden. Kinder in den reichen Ländern können auch unterernährt sein, wenn sie jahrelang einen großen Teil ihrer Energie aus minderwertiger Nahrung beziehen.

Oft findet man bei kurzsichtigen Menschen auch eine etwas verengte geistige Einstellung, eine gewisse Furcht vor der Zukunft oder eine Abneigung, die Verantwortung für das eigene Leben zu übernehmen. Damit verbunden ist meist eine gewisse Schüchternheit und Introversion. Dem kann durch Entspannungsübungen und durch Schwenken zwischen nahen und fernen Gegenständen entgegengewirkt werden. Außerdem kann man sich von der verspannten Voreingenommenheit bezüglich naher Objekte dadurch befreien, daß man sich mit geschlossenen Augen Szenen vorstellt, in denen Menschen, Tiere und Gegenstände sich langsam in die Ferne bewegen. Weiterhin sollte man sich durch Sonnen und Palmieren geistig und visuell entspannen.

Im täglichen Leben sollte man ganz allgemein darauf achten, daß man den Dingen entspannt und offen gegenübersteht. Bei der Arbeit und beim Lesen sollte man oft aufblicken, den Nacken lockern und in die Ferne (mehr als 4 m) blicken. Man kann auch die Augen üben, indem man zwei identische Gegenstände (zwei Testkarten, Münzen oder Briefmarken) in verschiedenen Entfernungen (35 cm und 5 m) aufstellt und den Blick zwischen ihnen hin- und hergehen läßt.

Weiterhin empfiehlt sich folgende einfache Methode: Berühren Sie Ihre Nase mit einem Finger, strecken Sie dann langsam Ihren Arm und folgen Sie dem sich entfernenden Finger mit den Augen. Tun Sie dies etwa dreißig Mal. Gewöhnen Sie sich auch an, beim Lesen den Text ein oder zwei Zentimeter weiter weg als bisher gewohnt zu halten, so daß sich Ihre Augen auf die größere Entfernung einstellen, ohne sich jedoch zu verspannen. Hängen Sie eine Kopie der Testkarte an einem Platz auf, wo Sie sie tagsüber oft sehen. Nehmen Sie so oft wie möglich Ihre Brille ab oder tragen Sie eine schwächere Brille. Werfen Sie jeden Tag kurze, entspannte Blicke auf die Testkarte, besonders auf die kleingedruckten Zeilen. Achten Sie darauf, daß Ihr Kopf oben auf der Wirbelsäule balanciert und nicht vorgestreckt ist, damit Nacken und Augen gleichermaßen entspannt bleiben.

Weitsichtigkeit und Alterssicht

Weitsichtige Menschen sehen entfernte Gegenstände besser als nahe, aber auch in der Entfernung sehen sie nicht fehlerfrei. Dies ist entweder durch eine Verkürzung des Augapfels verursacht oder durch die Verhärtung der Linse, was sich beides auf gleiche Weise auswirkt. Im ersten Fall spricht man von Weitsichtigkeit, im zweiten Fall von Alterssicht. Bei den meisten Menschen verhärten sich die Linsen nach dem vierzigsten oder fünfzigsten Lebensjahr und verlieren dann langsam die Fähigkeit, sich auf nähere Abstände einzustellen. Nach der gegenwärtig vorherrschenden Theorie kann die Alterssicht nur durch Brillen oder Kontaktlinsen korrigiert werden. Dr. Bates entdeckte jedoch, daß die Einstellungsfähigkeit der Augen weitgehend erhalten oder wiederhergestellt werden kann. Zahllose ältere Menschen können heute wieder einwandfrei nah und fern sehen, nachdem sie das in diesem Buch beschriebene Wissen angewandt haben.

Die Linse im Auge wächst im Laufe des Lebens langsam von innen nach außen, indem sich Schichten bilden, und sie wird durch die sie umgebende Flüssigkeit ernährt. In einem schlecht funktionierenden Organismus erreichen weniger Nährstoffe die inneren Schichten der Linse, und der Verhärtungsvorgang beschleunigt sich. Durch angemessene Ernährung und ausreichende (tägliche) körperliche Bewegung kann man den Vorgang dementsprechend hinauszögern. Bestimmte Nahrungsmittel tragen zur Verhärtung des körperlichen Gewebes und der Linse bei, während andere das Gegenteil bewirken. Indem man die Augen minutenlang in kühles Wasser taucht und sie der Sonne aussetzt, kann man den Kreislauf weiterhin anregen.

Wenn die Linse jedoch ihre Einstellungsfähigkeit gänzlich verloren hat, können die drei äußeren Muskelpaare anscheinend lernen, die Form des Augapfels um den Bruchteil eines Millimeters zu verlängern, wodurch nahes Sehen wieder möglich wird. Dieselbe Änderung ist auch bei Weitsichtigkeit nötig, wenn die Linse zwar nicht verhärtet, aber nicht weit genug von der Retina entfernt ist. Daß eine solche Umschulung der Augen möglich ist, hat sich immer wieder bewiesen. Weitsichtige Menschen finden es schwer, mit normalem Abstand (35 cm) zu lesen, besonders bei kleingedrucktem oder schlecht beleuchtetem Text. Gewöhnlich müssen sie die Seiten mit ausgestreckten Händen halten, damit die Buchstaben klar und schwarz sichtbar werden.

Falls Sie weitsichtig oder alterssichtig sind, sollten Sie sich darüber im klaren sein, daß Ihre Augen dann am schärfsten sehen, wenn die Pupillen am engsten sind. Dies ist aber nur dann der Fall, wenn der betrachtete Gegenstand hell erleuchtet ist. Dasselbe Buch, das Sie mittags ohne Schwierigkeiten lesen, wird abends unter schlechtem Licht vor Ihren Augen verschwimmen. Darüber hinaus werden Sie wahrscheinlich auch feststellen, daß Sie morgens besser sehen als abends, daß Ihre Augen im Laufe des Tages oft müde werden und nach kurzer Entspannung wieder besser sehen.

Achten Sie darauf, daß Ihre visuelle und geistige Beweglichkeit erhalten bleibt. Wenn die Menschen älter werden, neigen sie dazu, in steife Haltungen und Gewohnheiten zu verfallen, was sich auch auf die Augen auswirkt. Sie gewöhnen sich oft an, »dumme Einzelheiten« und nahes Sehen erfordernde Aufgaben beiseite zu schieben und die

Dinge auf »großzügige« Weise zu erledigen. Sie müssen wieder lernen, daß die wichtigsten Dinge im Leben oft von Nuancen abhängen, und sie können von Kindern lernen, sich auch wieder kleiner Dinge zu erfreuen.

Bringen Sie eine Kopie der Testkarte an einem Platz an, wo Sie sie tagsüber oft aus nächster Entfernung sehen. Die Buchstaben, die Ihnen heute noch grau erscheinen, werden schwärzer und deutlicher hervortreten, nachdem Sie die Punkt-Technik einige Wochen lang praktiziert haben. Benutzen Sie Ihre Brille so wenig wie möglich, oder tragen Sie wenigstens öfter eine schwächere Brille. Sorgen Sie dafür, daß Sie im täglichen Leben Ihren Blick zwischen verschiedenen Entfernungen wandern lassen. Bewegen Sie langsam eine Münze oder Briefmarke auf die Nase zu und durch Ausstrecken des Armes wieder weg, etwa dreißig Mal täglich. Spielen Sie mit einem Kind Ball oder Frisbee. Ein Frisbee (ein Teller aus Kunststoff) bewegt sich langsamer und ist daher besser geeignet.

Gewöhnen Sie sich beim Lesen an, den Text einige Zentimeter näher zu rücken, ohne jedoch dabei die Augen zu verspannen. Schließen Sie Ihre Augen öfter einige Sekunden lang. Betrachten Sie einen Punkt auf der vor Ihnen liegenden Seite. Lassen Sie Ihre Augen um den Punkt herum und durch ihn hindurch wandern. Beobachten Sie, wie die ganze Seite dadurch deutlicher und schwärzer erscheint. Verfallen Sie vor allem nicht dem Glauben, daß Fehlsichtigkeit bei zunehmendem Alter unvermeidlich sei. Durch eine jugendliche Einstellung können Sie dem Beispiel von Hunderttausenden folgen, die ein gutes nahes und fernes Sehvermögen wiedergewonnen haben.

Astigmatismus

Der Augapfel ist keine geometrisch vollkommene Kugel, sondern ein unregelmäßig geformtes Organ. Besonders der durchsichtige Vorderteil, der aus Bindehaut, Hornhaut und Linse besteht, entspricht nicht 100 % unserer Vorstellung von Rundheit. Jedes dieser Elemente kann zeitweise seine Form ändern und die Sicht verzerren, was dann als Astigmatismus bezeichnet wird.

Tatsächlich sind alle Augen mehr oder weniger astigmatisch, aber bei »normalen« Augen fällt die Verzerrung nicht auf. Außerdem treten laufend neue Verzerrungen auf, so daß von einem stabilen Auge kaum gesprochen werden kann. Heute erscheinen Ihnen vielleicht alle Linien auf dem abgebildeten Diagramm gleich stark, aber morgen könnten Sie schon Unterschiede sehen.

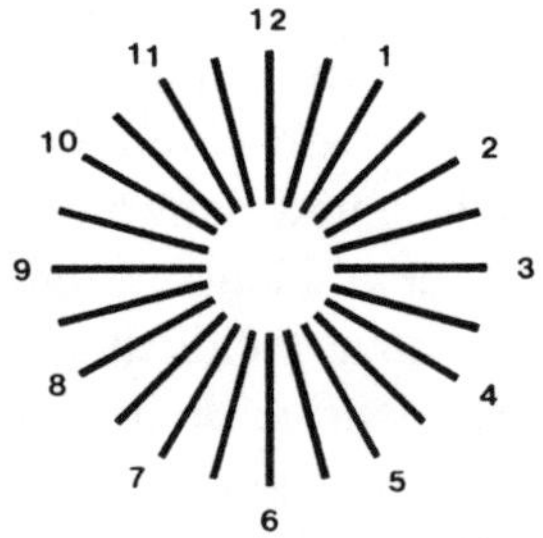

Sind Ihre Augen astigmatisch? Erscheint eine der Linien dicker als die anderen? Wenn ja, drehen Sie das Diagramm seitwärts, um zu sehen, ob nun andere Linien dicker erscheinen. Schließen Sie erst ein Auge und dann das andere.

Die durchsichtigen Schichten vorn im Auge bestehen aus Millionen von lebenden Zellen, die sich laufend erneuern und auf die Bedürfnisse des Organismus reagieren. Wenn einige dieser Zellen unregelmäßig wachsen und die Sicht etwas verzerren, ist das noch keine Katastrophe. Mit großer Wahrscheinlichkeit werden sich die Augen wieder von selbst regulieren, wenn für die richtigen Bedingungen gesorgt wird. In einigen Fällen hat man sogar beobachtet, daß eine Verzerrung der Linse sich durch eine entsprechend ausgleichende Verzerrung der Hornhaut korrigierte. Wenn man vorzeitig durch astigmatische Brillengläser in diesen Heilungsprozeß eingreift, stört man die natürliche Tendenz der Augen, sich selbst zu normalisieren.

Wenn Sie gegenwärtig unter Astigmatismus leiden, sollten Sie durch Palmieren und Sonnen für visuelle und geistige Entspannung sorgen. Vermeiden Sie im täglichen Leben Verwirrungen aller Art und steuern Sie auf ein klares und lohnendes Ziel zu. Üben Sie durch die Punkt-Technik zentriertes Sehen und Denken. Gewöhnen Sie sich an eine ausgeglichene Ernährung und natürliche Lebensweise. Bleiben Sie auch vorerst den von den Massenmedien gebotenen »Zerstreuungen« möglichst fern. Lesen Sie noch einmal über das zentrierte Sehen nach.

Schielen (Strabismus)

Bei einem normalen Augenpaar sind beide Augen fehlerlos koordiniert, so daß der Blick auf dem betrachteten Gegenstand konvergiert. Beim Schielen blicken die Augen dagegen in verschiedene Richtungen. Sogar die kleinste Abweichung vermindert das Sehvermögen. Die Ursache liegt meist nicht in den Augen oder Augenmuskeln, sondern in den koordinierenden Nervenzentren des Gehirns. Ein Auge ist oft schwächer und kann oft dadurch geübt werden, daß man das bessere Auge zeitweise verdeckt.

Am häufigsten tritt das Schielen bei Kindern auf. Babys bis zum Alter von einem Jahr wachsen gewöhnlich ganz von selbst aus diesem Zustand heraus. Wenn das jedoch nicht der Fall ist, sollte mit Behandlung begonnen werden. Die Übungen erfordern viel Zeit, Hingabe und Geduld. Jegliche Anzeichen von Ungeduld würden den Heilungsvorgang nur herauszögern. Patient wie Lehrer sollten gleichermaßen entspannt, aber zuversichtlich vorgehen.

In allen Fällen sollte man die Entspannungsübungen (Palmieren, Sonnen usw.) anwenden und auf körperliche und visuelle Beweglichkeit, Atemgewohnheiten und Ernährung achten. Die größten Erfolge bei der Korrektur des Schielens werden durch die Punkt-Technik erzielt. Sowie es einem Menschen gelingt, sich an einen kleinen schwarzen Punkt zu erinnern, gewinnt er die geistige Kontrolle, die für die Koordination der Augen notwendig ist. In einigen Fällen ist auf diese Weise eine sofortige Verbesserung erreicht worden.

Grauer Star (Katarakt)

In der Linse des Auges können sich undurchsichtige Flekken bilden, die gewöhnlich im Laufe der Jahre weiter wachsen. Es handelt sich dabei nicht um krebsartige Gebilde, sondern um organische Veränderungen des Gewebes. Die Ursache liegt in einer Störung des Stoffwechsels (wie bei Diabetes), wodurch die Linse mangelhaft oder falsch ernährt wird, oder in einer Ansammlung von Stoffwechselresten in der Linse. Gewöhnlich tritt der Graue Star bei älteren Menschen auf, und der orthodoxen Wissenschaft zufolge ist er einfach ein Symptom des Alterns das nur durch eine Operation beseitigt werden kann.

Stoffwechselstörungen werden jedoch nicht in erster Linie durch das Altern verursacht, sondern durch Faktoren wie Bewegungsmangel, ungeeignete Ernährung und falsche Lebensweise. In einigen Fällen ist ein Rückgang des Grauen Stars durch wiederholtes Fasten erreicht worden, wodurch die im Körper angesammelten Giftstoffe ausgeschieden wurden.

Psychosomatische Ursachen können auch beitragend wirken, wenn ein Mensch etwas »nicht mehr mit ansehen kann«. In solchen Fällen kann der Star wiederholt erscheinen und verschwinden, wenn die unerwünschte Person oder das unerwünschte Ereignis kommen und gehen. Die Augen scheinen dann zu fühlen, daß sie nicht länger gebraucht oder geschätzt werden und daß die Klarheit der Linsen nicht mehr von Bedeutung ist. Alle Organe neigen dazu, früher oder später zu verkümmern oder zu erkranken, wenn sie nicht regelmäßig und mit Freude benutzt werden. Es hat sich erwiesen, daß die meisten der 200000 Amerikaner, die jedes Jahr wegen Grauem Star operiert werden, vorher unter schwerem Streß und unangemessener Nahrung gelitten haben.[12]

Leser, die unter Grauem Star leiden, sollten sich noch einmal den zweiten Teil des Buches ansehen, vor allem im Hinblick auf Ernährung, Atemgewohnheiten, Kreislauf und die allgemeine Einstellung zum Leben. Besonders mit dem beschriebenen »Hindurchatmen« läßt sich viel erreichen.

Auch wenn es sich herausstellen sollte, daß eine Operation nicht vermieden werden kann, besteht Hoffnung auf eine weitgehende Normalisierung der Augen. Dr. Bates entdeckte, daß auch nach Entfernung der Linsen die Augen in vielen Fällen lernen können, wieder ohne Brille gut zu sehen.

Grüner Star (Glaukom)

Der Augapfel erhält seine Form durch leichten Innendruck. Wenn sich dieser Druck durch Verstopfung der Abflußkanäle übermäßig verstärkt, spricht man von Glaukom. Da der Überdruck nicht als schmerzhaft empfunden wird, entdeckt man die Krankheit oft erst dann, wenn der Sehnerv bereits beschädigt ist und teilweise Blindheit eingetreten ist. In den Zwischenstadien erkennt man das Glaukom daran, daß das Blickfeld sich verengt und daß man nachts einen Lichthof oder Lichtring um Beleuchtungskörper herum sieht.

Die Tatsache, daß dieser Zustand auch zeitweise durch Aufregung, Überanstrengung und übertriebenes Kaffeetrinken hervorgerufen werden kann, deutet auf die Ursache des Glaukoms hin. Oft können die Symptome einfach dadurch erleichtert oder beseitigt werden, daß man übertriebene Aufregung und Aufputschung vermeidet und für hinreichende Entspannung sorgt. Das Sonnen der Augen führt oft eine Öffnung der Abflußkanäle herbei und vermindert so den Innendruck. Eine beschränkte Einnahme von Flüssigkeiten wirkt sich auf dieselbe Weise aus. Stark gewürzte Speisen sollten vermieden werden. Tägliche Entspannungsübungen wie das Palmieren tragen weiter zur Besserung bei. Gleichzeitig muß bei dieser gefährlichen Krankheit ein Augenarzt den Zustand unter ständiger Beobachtung halten.

Beim Glaukom können, ebenso wie beim Grauen Star, auch psychosomatische Ursachen eine Rolle spielen. Bei vielen Menschen erhöht sich der Überdruck in den Augen vor wichtigen Prüfungen, durch Furcht, Streit, Haßgefühle oder allgemeinen Streß, und man sollte diese Ursachen möglichst schnell beseitigen. Alles im zweiten Teil des Buches Gesagte kann dabei behilflich sein. Besonders sollten Sie dabei das beschriebene »Hindurchatmen« beachten.

Probleme der Bindehaut, Hornhaut und Lider

Es kann auch vorkommen, daß das Sehvermögen durch eine Entzündung des äußeren sichtbaren Teils des Auges vermindert wird. Dabei handelt es sich meist um Bindehautentzündung, Hornhautentzündung oder Gerstenkorn. Obwohl gewöhnlich Bakterien oder Schmutz für das Problem verantwortliche gemacht werden, ist die Grundursache fast immer in einer verminderten Widerstandskraft des ganzen Organismus zu sehen. Durch eine Entgiftung und Stärkung des Körpers kann man viel zum Verschwinden der Infektion beitragen oder sie sogar von vorn herein verhindern. Das dem Körper eigene Verteidigungssystem kann seine Wirkung am besten erreichen, wenn es durch ausgewogene natürliche Kost, angemessene Hygiene und ausreichende Körperbewegung unterstützt wird. Menschen, die oft unter Bindehautentzündung, Gerstenkorn oder Pickeln im Gesicht leiden, kann man oft daran erkennen, daß sie viel Zucker, Fett und Vollmilchprodukte essen, aber wenig frische Früchte und Gemüse.

Wenn jedoch die Augen einmal entzündet sind, empfiehlt sich die tägliche Anwendung eines Augenbades. Die dazu nötige Flüssigkeit und die kleine Augenbadewanne sind in allen Apotheken erhältlich.

Bindehautentzündung (Konjunktivitis, »rosa Auge«)

Die Bindehaut ist die dünne durchsichtige Schicht, die den sichtbaren Augapfel bedeckt und ihn mit den Augenlidern verbindet. Sie kann sich durch ansteckende Bakterien entzünden, durch Allergien (Blütenstaub, Katzenhaare) oder durch Giftstoffe (Chlor im Wasser, Chemikalien in der Luft).

Hornhautentzündung

Die unter der Bindehaut liegende Hornhaut ist sehr widerstandsfähig, kann aber verkratzt oder auf andere Weise beschädigt werden, auch Bakterien können sich einnisten. Dies kann zu ernsten Komplikationen führen. Teile der Hornhaut können undurchsichtig werden, und das Auge kann sogar erblinden. Nach der Heilung können die Narben jedoch mit der Zeit verschwinden, besonders bei jüngeren Menschen.

Gerstenkorn

Die zahlreichen um die Augenlider herum gelegenen Drüsen können sich entzünden und Pickel bilden. Zuerst erscheint eine juckende Schwellung, die sich später mit gelblichem Eiter füllt. Nach etwa einer Woche bricht die Haut auf, und der Eiter fließt heraus. Am häufigsten tritt das Gerstenkorn bei Jugendlichen in mangelhaftem Gesundheitszustand auf. Durch angemessene Ernährung und Bewegung an der frischen Luft kann ein Wiedererscheinen verhindert werden.

Vierter Teil

Zusammenfassung und Tabellen

Übungen und Tests

In diesem abschließenden Kapitel werden noch einmal kurz alle vorher beschriebenen Methoden und Tests in Erinnerung gebracht. Einige von diesen werden Sie mühelos in Ihren Tageslauf einfügen können, während für andere bewußt Zeit reserviert werden muß. Es kommt dabei auf die Art Ihres Problems an, auf die Vordringlichkeit Ihres Falles und die zur Verfügung stehende Zeit. Beim Planen Ihres Programms sollten Sie »das schwächste Glied Ihrer Vitalitätskette« besonders berücksichtigen. Sie selbst wissen am besten, wo Ihre Anlage, Ihr Zustand oder Ihre Gewohnheiten Sie verwundbar machen. Beim einen mag es sich dabei um Körpergewicht oder Eßgewohnheiten handeln, beim anderen vielleicht um ein überspanntes Temperament. Sie werden auch bald spüren, welche der empfohlenen Übungen Ihnen am meisten nutzen, nachdem Sie alle eine Zeitlang ausprobiert haben. Fertigen Sie eine Liste der Übungen an, die Sie täglich praktizieren wollen. Eine regelmäßige tägliche Routine bringt mehr Erfolg als sporadische Versuche.

Die hier angeführten Tests und Tabellen sollen als praktische Erinnerungshilfen dienen. Lassen Sie sich durch sie nicht nervös oder übermäßig ehrgeizig machen! Gehen Sie stattdessen spielerisch und entspannt an die Übungen heran und erwarten Sie keine sorfortigen Wunder. Die Verbesserung wird wahrscheinlich langsam und stufenweise vor sich gehen, und ein zeitweiser Mangel an Fortschritt sollte Sie nicht entmutigen. Lassen Sie sich auch durch die

Vielzahl der Vorschläge nicht erschrecken, sondern suchen Sie sich einfach diejenigen Übungen heraus, die Sie leicht in Ihren Tageslauf einfügen können.

Palmieren und Sonnen

Planen Sie kurze Palmier-Perioden mehrmals am Tag, wenn irgend möglich. Legen Sie die Hände über die Augen und stellen Sie sich angenehme Szenen in sanfter Bewegung vor: ziehende Wolken, Vögel, Segelboote usw. Werfen Sie kurze entspannte Blicke auf die Testkarte und stellen Sie sich dann die schwarzen Buchstaben im Geiste vor. Sorgen Sie dafür, daß Sie Ihre Augen im täglichen Leben manchmal einige Sekunden schließen. Entspannen Sie die Augen weiter, indem Sie sie vor dem Palmieren der Sonne oder einer Sonnenlampe aussetzen.

Was sehen Sie, nachdem Sie Ihre Augen einige Minuten bedeckt haben? Farbige Flecke, explodierende Sterne – oder nur schwarz?

Datum						
Wie schwarz sehe ich						

Blicke werfen, schwenken, blinzeln

Schwenken Sie schnell von einem Buchstaben auf der Testkarte zum anderen, bis beide deutlich und schwarz hervortreten. Schwenken Sie dann zwischen großen und kleinen Buchstaben, nahen und fernen Testkarten und zwischen Buchstaben, die Sie sich im Geiste vorstellen. Im Laufe des Tages sollten Sie öfter den Blick zwischen zwei beliebigen Gegenständen hin- und herschwenken lassen.

Gewöhnen Sie sich an, auf irgendwelche Dinge kurze und entspannte Blicke zu werfen. Schließen Sie danach Ihre Augen und stellen Sie sich das betrachtete Ding klar und farbig vor. Gegenstände mit scharfen Konturen und Kontrasten eignen sich dafür am besten.

Ihre Augen und Augenlider sollten immer auf entspannte Weise beweglich bleiben. Lassen Sie ab und zu Ihre Augenlider eine ganze Weile mühelos zwinkern. Tragen Sie Ihre durchschnittliche Blinzelfrequenz ein:

Datum						
Lidbewegungen pro Minute						

Beweglichkeit

Halten Sie Nacken und Rückgrat durch tägliche Übungen beweglich. Fast überall kann man ein paar Minuten hüpfen, sogar im Haus und auf der Stelle. Bewegen Sie sich wie eine Weide im Wind, nicht wie eine Eiche. Strecken Sie den Kopf nicht gewohnheitsmäßig vor, balancieren Sie ihn oben auf der Wirbelsäule. Vergessen Sie nicht die Schwingübungen.

Datum						
Wieviel sehe ich von dem Buch?						
Wie weit kann ich nach vorn und hinten schaukeln?						

Drehen Sie Ihren Kopf einige Male im Kreis und beugen Sie ihn vorwärts, rückwärts und seitwärts. Beschreiben Sie mit den Augen Kreise, Dreiecke, Buchstaben und Zahlen. Schaukeln Sie auf dem Boden liegend mit gekrümmtem Rücken. Setzen Sie sich auf ein Bett und versuchen Sie, ein direkt hinter Ihnen liegendes Buch zu lesen.

Die Punkt-Technik

Lernen Sie, sich im Geist einen kleinen schwarzen Punkt vorzustellen, so lange wie möglich, erst mit geschlossenen und dann mit offenen Augen. Entspannen Sie sich dabei vollkommen. Richten Sie dann Ihre Augen langsam auf einen Gegenstand, so daß der Punkt in ihm aufgeht. Üben Sie zuerst mit der Tafel auf den Seiten 18/19, dann auch mit Dingen des täglichen Lebens. Beobachten Sie, wie Sie dadurch ein Gefühl der inneren Ruhe gewinnen und wie Ihr Geist-Körper in jeder Beziehung besser zu funktionieren beginnt.

Datum						
Wie lange kann ich mir den Punkt vorstellen?						

Zentriertes Sehen

Folgen Sie den komplizierten Anweisungen in diesem Kapitel, um sich das exzentrierte Sehen abzugewöhnen. Sehen Sie die jeweils betrachteten Dinge mit ungeteilter Aufmerksamkeit an, ohne jedoch zu starren.

Datum						
Bei welcher Zeile und bei welchem Buchst. sehe ich exzentrisch?	30 cm					
	6 m					

Atemgewohnheiten

Betonen Sie das Ausatmen und lassen Sie dann die Luft von selbst hereinströmen. Halten Sie nicht unbewußt den Atem an, wenn Sie lesen oder etwas aufmerksam betrachten. Sorgen Sie zu Hause und bei der Arbeit für frische Luft. Atmen Sie nur durch die Nase. Atmen Sie vom Bauch, nicht von den Schultern her.

Datum						
Wie oft atme ich in einer Minute? (Sitzend)						

Ernährung

Sorgen Sie für frische, natürliche Nahrung, vermeiden Sie übermäßig verfeinerte und künstliche Produkte. Benutzen Sie Vollkornprodukte. Kochen Sie so kurz wie möglich und essen Sie viel Rohkost. Vermeiden Sie Zucker und gezukkerte Produkte. Essen Sie Fleisch mit Maßen und seien Sie sich Ihres Cholesterinspiegels bewußt. Begrenzen Sie jede Mahlzeit, wenn Sie zu Übergewicht neigen – und essen Sie manchmal ein paar Tage lang nichts, fasten Sie also. Sorgen Sie beim Essen für eine harmonische Atmosphäre, und genießen Sie bewußt jeden Bissen. Verzichten Sie so weit wie möglich auf Drogen aller Art einschließlich Alkohol, Nikotin, Koffein, Cola, Haschisch und Schlafmittel. Erhalten Sie sich durch eine ausgewogene Nahrung körperlich und geistig gesund.

Blutkreislauf

Erhalten Sie Ihre Blutgefäße durch körperliche Bewegung und mäßige Eßgewohnheiten in gutem Zustand. Erhöhen Sie durch etwas Gymnastik (Kerze oder Schiefe Ebene) den Blutkreislauf im Kopf. Spritzen Sie bei der Morgentoilette kühles Wasser auf die offenen Augen. Noch besser ist es, die Augen täglich einige Minuten in eine Schüssel mit kühlem Wasser zu tauchen und unter Wasser zu blinzeln.

Datum						
Sofort nach der Übung						
Nach 30 Sek.						
Nach 60 Sek.						

Sonnen Sie die Augen öfter. Sorgen Sie dafür, daß Sie sich jeden Tag mindestens 12 Minuten energisch bewegen. Zählen Sie Ihren Puls nach einer anstrengenden Übung.

Astigmatismus

Ist Ihre Sicht heute vielleicht durch Verspannung um die Augen oder aus anderen Gründen etwas verzerrt? Vergewissern Sie sich, indem Sie das Diagramm auf Seite 130 betrachten, und tragen Sie das Ergebnis hier ein:

Datum						
Welche Linie erscheint dicker?						

Irisdiagnose

Überwachen Sie Ihren Gesundheitszustand von Zeit zu Zeit, indem Sie Ihre Augen im Vergrößerungsspiegel betrachten. Sind die Pupillen kreisrund oder haben sie eine unregelmäßige Form? Sind die strahlenförmigen Gewebe der Iris dicht und gleichmäßig angeordnet oder sehen Sie Knoten und Zwischenräume? Alle Abweichungen deuten auf irgendwelche körperlichen oder nervlichen Störungen hin oder auf latente Krankheiten.

Datum						
Form der Pupille						
Zustand der Iris						

Sehleistungs-Test

Testen Sie Ihre Sehfähigkeit in der Nähe (30 cm) und Ferne (6m) bei guter Beleuchtung. Tragen Sie auch andere Beobachtungen bezüglich Ihres Sehvermögens ein:

Datum						
Stunde						
Nah-SQ						
Fern-SQ						
Beobachtungen						

Quellenangaben

1 Laurence Krantz (Dr. med.), Jan. 1980, Healing Currents, P.O. Box 328, Loveland, CO 80537.

2 Family Medical Guide, 1965, Meredith Publ., USA.

3 Encyclopedia Britannica, 1970, Chicago, USA.

4 Gerard Nierenberg, How to Read a Person like a Book, USA.

5 Bernard Jensen, The Science and Practice of Iridology, USA.
E. Schumann, Augendiagnose, Hermann Bauer Verlag, Freiburg.

6 Eckhard H. Hess (Dr. med.), The Tell-Tale Eye, USA.

7 Adler's Textboox of Ophthalmology, 1969, Philadelphia, USA.
Sir Stewart Duke'Elder, Diseases of the Eye, Edinburgh, Scotland.

8 William H. Bates, Better Eyesight Without Glasses, Holt, Rinehart & Winston, New York.

9 Aldous Huxley, The Art of Seeing, Chatto & Windus, London. Harry Benjamin, Ohne Brille bis ins hohe Alter. Hermann Bauer Verlag, Freiburg.

10 John Ott, Health and Light, Pocket Books, New York.

11 A. S. Neill, Summerhill, Penguin Books, England.

12 Adelle Davis, Let's Get Well, Harcourt, Brace, Jovanovich, New York. Adelle Davis, Jeder kann gesund sein.

13 Maxwell Maltz, Psycho-Cybernetics, Los Angeles, USA.

14 Ralph Waldo Emerson, Essays, Thomas Y. Crowell Co., New York.

15 Albert Einstein, Ideas and Opinions, 1954, Crown Publ., New York.

16 Emile Dürkheim, Division of Labour in Society, MacMillan, London.

Nähe-SQ (30 cm)		Fern-SQ (6m)
1	ES FÄLLT	25
2	IHNEN LEICHT	50
3,5	SICH GEISTIG UND	75

5 KÖRPERLICH ZU ENTSPAN 100

7,5 NEN UND MIT DEM STRESS 150

10 DES TÄGLICHEN LEBENS FERTIG ZU WER 200

20 DEN. ANSTATT SICH ÜBER DIE ZUKUNFT ODER DIE VERGANGENHEIT ZU SORGEN, 400

35 MACHEN SIE AUS DER GEGENWART DAS BESTE. ZUSAMMENHÄNGE WERDEN KLARER, DER WEG DURCH VERWIRRENDE UMSTÄNDE EBNET SICH. 700

50 IHR GEDÄCHTNIS UND IHRE GEISTIGE VORSTELLUNGSKRAFT VERBESSERN SICH. STARRE EINSTELLUNGEN, VORURTEILE UND UNTERBEWUSSTE VERKRAMPFUNGEN BEGINNEN SICH AUFZULÖSEN SOBALD DER GEIST 1000

75 KÖRPER ES LERNT, REIBUNGSLOSER UND FREUDIGER ZU FUNKTIONIIREN. FALLS IHRE AUGEN NICHT NORMAL SEHEN, KÖNNEN SIE LANGSAM IHRE ABHÄNGIGKEIT VON LÄSTIGEN BRILLEN ODER KONTAKTLINSEN VERRINGERN. IN VIELEN FÄLLEN WERDEN KÜNSTLICHE LINSEN BALD ÜBERHAU 1500

100 KÖRPER ES LERNT, REIBUNGSLOSER UND FREUDIGER ZU FUNKTIONIEREN. FALLS IHRE AUGEN NICHT NORMAL SEHEN, KÖNNEN SIE LANGSAM IHRE ABHANGIGKEIT VON LASTIGEN BRILLEN ODER KONTAKTLINSEN VERRINGERN. IN VIELEN FALLEN WERDEN KUNSTLICHE LINSEN BALD UBERHAUPT NICHT MEHR BENÖTIGT. FALLS IHRE AUGEN JETZT IN GUTEM KÖRPER ES LERNT, REIBUNGSLOSER UND FREUDIGER ZU FUNKTIONIEREN. FALLS 2000

Nähe-SQ (30 cm)		Fern-SQ (6m)
1	ES FÄLLT	25
2	IHNEN LEICHT	50
3,5	SICH GEISTIG UND	75

5 KÖRPERLICH ZU ENTSPAN **100**

7,5 NEN UND MIT DEM STRESS 150

10 DES TÄGLICHEN LEBENS FERTIG ZU WER 200

20 DEN. ANSTATT SICH ÜBER DIE ZUKUNFT ODER DIE VERGANGENHEIT ZU SORGEN, 400

35 MACHEN SIE AUS DER GEGENWART DAS BESTE. ZUSAMMENHÄNGE WERDEN KLARER, DER WEG DURCH VERWIRRENDE UMSTÄNDE EBNET SICH. 700

50 IHR GEDÄCHTNIS UND IHRE GEISTIGE VORSTELLUNGSKRAFT VERBESSERN SICH. STARRE EINSTELLUNGEN, VORURTEILE UND UNTERBEWUSSTE VERKRAMPFUNGEN BEGINNEN SICH AUFZULÖSEN SOBALD DER GEIST 1000

75 KÖRPER ES LERNT, REIBUNGSLOSER UND FREUDIGER ZU FUNKTIONIEREN. FALLS IHRE AUGEN NICHT NORMAL SEHEN, KÖNNEN SIE LANGSAM IHRE ABHÄNGIGKEIT VON LÄSTIGEN BRILLEN ODER KONTAKTLINSEN VERRINGERN. IN VIELEN FÄLLEN WERDEN KÜNSTLICHE LINSEN BALD ÜBERHAU 1500

100 KÖRPER ES LERNT, REIBUNGSLOSER UND FREUDIGER ZU FUNKTIONIEREN. FALLS IHRE AUGEN NICHT NORMAL SEHEN, KÖNNEN SIE LANGSAM IHRE ABHÄNGIGKEIT VON LÄSTIGEN BRILLEN ODER KONTAKTLINSEN VERRINGERN. IN VIELEN FÄLLEN WERDEN KÜNSTLICHE LINSEN BALD ÜBERHAUPT NICHT MEHR BENÖTIGT. FALLS IHRE AUGEN JETZT IN GUTEM KÖRPER ES LERNT, REIBUNGSLOSER UND FREUDIGER ZU FUNKTIONIEREN. FALLS 2000